UN261180

臨床検査学
実習書シリーズ

病理検査学
実習書

監修 一般社団法人
日本臨床検査学教育協議会

編 吾妻美子
　　佐藤健次

医歯薬出版株式会社

『臨床検査学実習書シリーズ(全11巻)』の発行にあたって

　臨床検査技師教育は昭和46年（1971年）にその制度が制定されて以来，本年で37年目を迎えた．また衛生検査技師教育を含めると約半世紀がたとうとしている．その間に臨床検査学の教育内容も充実し，確立したものとなった．今から約8年前の平成12年（2000年）に臨床検査技師学校養成所指定規則の改正が行われ，カリキュラムが大綱化された．それは科学技術の発展に即応した先端技術教育の実践や，医療人として豊かな人間性と高い倫理性をもつ人材の育成，そして総合的なものの考え方や広い視野の下で，医療ばかりではなく，予防医学・健康科学・食品衛生・環境検査などにも対応できる教育の充実を目標として改正されたものだった．時代の変遷とともに求められる臨床検査技師というものが変化し，技術主体から問題解決能力をもつ臨床検査技師の育成が求められるようになった．しかし，いくら自動化や機械化が進んだとしても臨床検査技師の養成に技術教育をお座なりにしてよいものではない．卒前教育において十分な基礎技術を身につけ，現場においてどんな場面においても的確に対応できる人材が必要となる．

　有限責任中間法人日本臨床検査学教育協議会は平成18年（2006年）の法人化に伴い事業の一環として実習書の発行を企画した．その目的は，現在，標準となる臨床検査学の実習書がないこと，そして実習内容は各養成施設独自に定められており卒前教育として必要な技術が明確になっていないことなどがあげられる．それに加え，学内実習の標準化がなされれば臨地実習の内容統一にもつながってくることが期待される．このようなことからも実習書の作成は急務なものであった．医歯薬出版株式会社の協力の下，この『臨床検査学実習書シリーズ（全11巻）』が発行されることは，今後の臨床検査技師教育の発展に大きな足跡を残すことになると編者一同自負している．

　編者は日本臨床検査学教育協議会の理事を担当されている先生に，そして執筆者は現在，教育に携わっている先生方を中心にお願いした．いずれも各専門科目において活躍し，成果を上げられている方がたである．

　利用するであろう臨床検査技師養成施設の学生は，本書を十分に活用し，臨床検査技師として必要な技術を身につけていただき，将来社会で大いに活躍することを願うものである．

2008年8月

有限責任中間法人（現・一般社団法人）日本臨床検査学教育協議会・理事長

三村　邦裕

序文

　医療における病理検査の役割は，形態学的方法により適切な情報を臨床に報告し，疾病の診断・治療・予後判定に貢献することである．正しい病理診断は，深く幅広い知識をもつ経験豊かな病理医と，優れた技術を有する臨床検査技師の協働によってなされるものである．臨床検査技師の最も重要な日常業務は，病理医が正しい診断を下すために，臓器・組織・細胞を適切に処理して顕微鏡標本を作製することである．しかも，常に一定で質の高い，診断に適した標本を病理医に提供しなければならない．

　病理検査の知識と技術は，他の検査分野と同様，めざましい勢いで進歩と変化を続けている．この実習書では，学内実習という物理的に限られた時間と空間のなかで可能なかぎり実施できる検査項目を盛り込んだ．内容は，組織診断用光学顕微鏡標本作製法の切り出しから包埋まで，染色法，細胞診と大きく分けた．染色法については，医療現場において診断のために有用でかつ実習可能な特殊染色に限定した．確定診断に導くための比重がますます高まっている免疫組織化学染色にできるだけ多くのページを割いた．さらに，電子顕微鏡・病理解剖・諸臓器について付録を加えた．

　近年，病理検査室では，自動包埋装置・自動染色機・自動封入装置などが導入されて機械化が進み，染色法はHE染色，Pap染色，免疫染色以外の特殊染色はあまり採用されず，無用論さえ聞かれる．しかし，学生時代は，さまざまな検査方法の原理，試薬作製法，手技，結果の判定，疾病との関連性，診断的意義を考察することにより，病理検査学が生命科学解明法の一つであり，先人たちの創意工夫の大きな遺産であることを学んでいただきたい．理論を知り，実習工程の一つひとつの意義を考えることは，良好な結果を導き，さらに新たな創造性を導き出す．

　今後の方向性として，免疫組織化学，*in situ* hybridization法，FISH法および新たな展開が期待される分子病理学の技術が日常教育に導入されるような時間配分が必要と思われる．

　本書は，本邦の臨床検査技師教育における標準的な病理検査学実習書として用いられるようにとの意気をもって，日本臨床検査学教育協議会会員校の教員が分担執筆をした．そして特に「Ⅲ　細胞学的検査法」では，群馬大学・蒲貞行先生に編集の任を一部担っていただいた．御礼を申しあげる．

　本書が，数多くの会員校で実習書として活用していただければ幸いである．

2011年6月

編者・執筆者を代表して　**吾妻　美子**

臨床検査学実習書シリーズ　病理検査学実習書

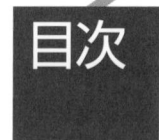

目次

『臨床検査学実習書シリーズ（全11巻）』の発行にあたって　iii
序文　v
カラー口絵　ix

I 病理組織標本作製法　1

1 固定，切り出し，脱灰　2
1 固定法　2
2 切り出し　8
3 脱灰　10

2 包埋　13
1 包埋法（パラフィン包埋）　13

3 薄切　15
1 薄切法　15

II 病理組織染色法　17

1 染色法総論　18

2 一般染色　26
1 ヘマトキシリン-エオジン染色　26
付）迅速ヘマトキシリン-エオジン染色　31

3 結合組織の染色　33
1 ビクトリア青染色，レゾルシン・フクシン染色，エラスチカ・ワンギーソン染色　33
2 マッソン・トリクローム染色　38
3 アザン・マロリー染色　41
4 鍍銀染色　43
　A．渡辺の鍍銀変法　43
　B．PAM 染色（矢島変法）　45

4 脂質の染色　48
1 ズダンⅢ染色　49
2 ズダン黒B染色　51

5　多糖類の染色　　　　　　　　　　　　　53
　　　　1　PAS反応　53
　　　　2　アルシアン青染色　56
　　　　　　付）アルシアン青pH2.5-PAS重染色　57
　　　　3　Mayerのムチカルミン染色　58
　　6　核酸の染色　　　　　　　　　　　　　　59
　　　　1　フォイルゲン反応　59
　　7　アミロイド染色　　　　　　　　　　　　61
　　　　1　コンゴー赤染色　62
　　　　2　ダイロン染色　64
　　8　組織内無機物質の染色　　　　　　　　　64
　　　　1　ベルリン青染色　64
　　　　2　コッサ反応　66
　　9　組織内病原体の染色　　　　　　　　　　68
　　　　1　グロコット染色　68
　　　　2　オルセイン染色　71
　　　　3　ビクトリア青染色　73
　　10　生体内色素の染色　　　　　　　　　　　75
　　　　1　マッソン・フォンタナ染色　75
　　11　内分泌顆粒の染色　　　　　　　　　　　77
　　　　1　グリメリウス染色　77
　　12　神経組織の染色　　　　　　　　　　　　79
　　　　1　クリューバー・バレラ染色　79
　　　　2　ボディアン染色　82
　　13　免疫組織化学　　　　　　　　　　　　　85
　　　　1　概要　85
　　　　2　免疫組織化学法　90
　　　　　　付）LSAB法　94

III　細胞学的検査法　　　　　　　　　　　　　95

1　細胞診標本作製のための基本的な検体処理　　96
2　染色法　　　　　　　　　　　　　　　　　101
　　1　パパニコロウ染色　101

　　　　2　メイ・グリュンワルド・ギムザ染色　105
　　　　3　PAS反応　107
　　　　4　アルシアン青染色　109
　3　細胞診の標本観察の基本
　　　および婦人科細胞診の見方　111
　4　呼吸器細胞診標本の見方　123
　5　体腔液細胞診標本の見方　127
　6　尿細胞診標本の見方　130
　7　細胞診標本にみられるその他の所見
　　　―セルフアセスメント形式で―　134

付

1　電子顕微鏡標本の作製法と評価　142
2　免疫電子顕微鏡標本の作製法と評価　144
3　病理解剖の実際とバイオハザード　147
4　諸臓器（和名と英名）の大きさと重量　151

カラー口絵

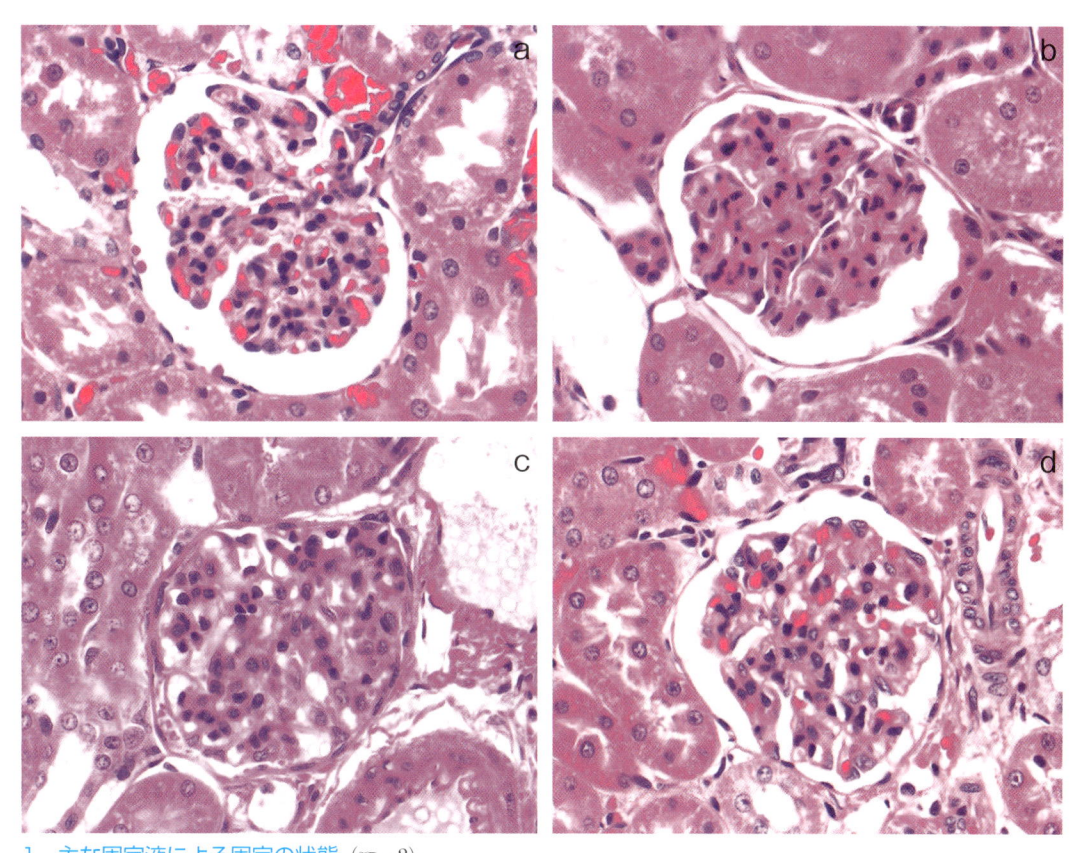

1 主な固定液による固定の状態（☞ p.2）
a：10％ホルマリン，b：純エタノール，c：カルノア，d：ブアン

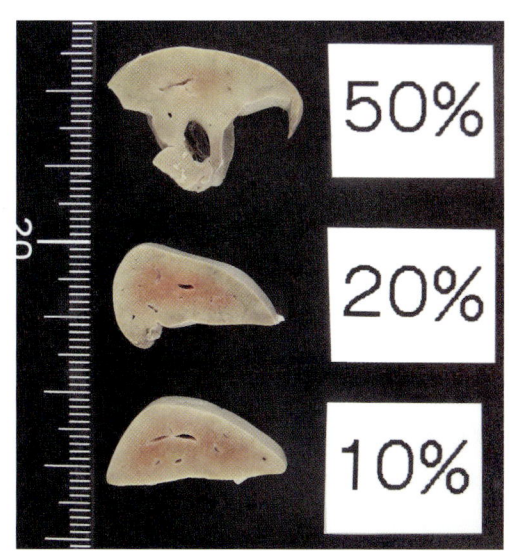

2 固定におけるホルマリン濃度と浸透速度
（☞ p.4）

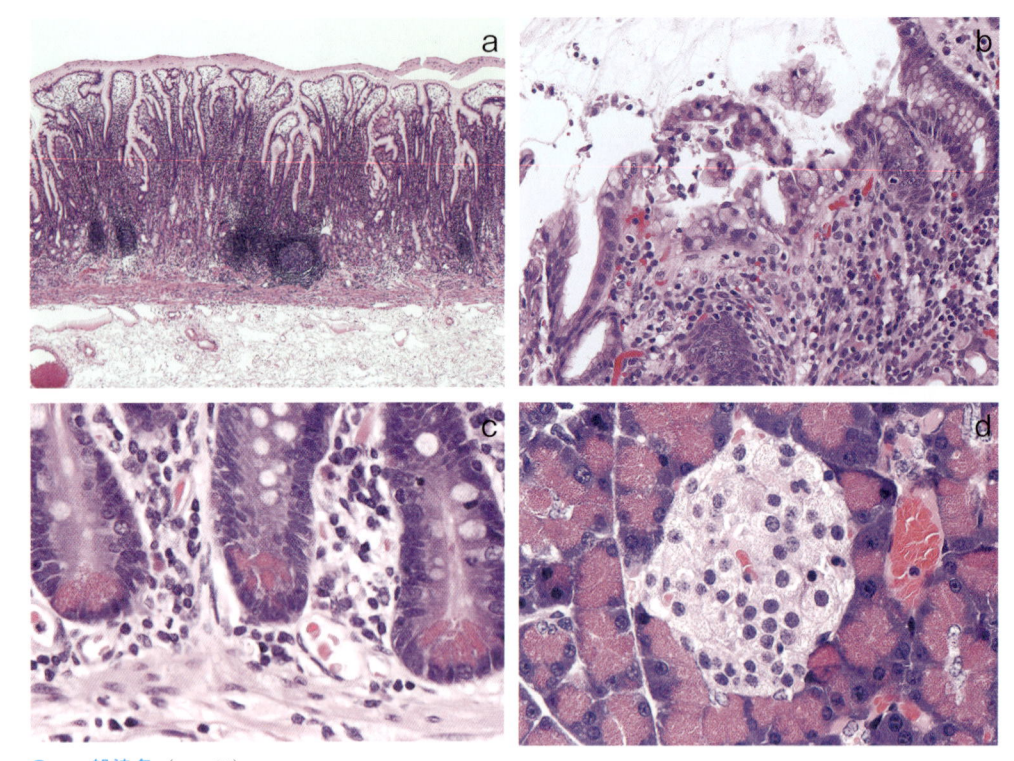

3 一般染色 (☞ p.31)

ヘマトキシリン・エオジン染色

a：慢性胃炎の胃粘膜（幽門部）（カルノア固定）：桃色に染色された細胞質・筋組織・結合組織を背景に，上皮細胞や胃粘膜固有層内に浸潤する炎症性細胞の核が青藍色に濃染して観察される．この染色標本は弱拡大写真を意図したため，ヘマトキシリンおよびエオジンのそれぞれの染色を強くしてある．なお，この症例の組織像は典型的な慢性胃炎の像を示しており，数カ所にリンパ球が集簇したリンパ濾胞の形成がみられる

b：*Helicobacter pylori* 感染胃粘膜（ホルマリン固定）：核は青藍色，表層粘液細胞の細胞質は桃色，赤血球は赤橙色に染色されている．なお，この症例は *H. pylori* が感染する胃粘膜で，表層粘液細胞の剥離（脱落）および固有層に形質細胞を主体とする炎症性細胞浸潤がみられる．また，分泌粘液には流れに沿ってヘマトキシリンで淡染する菌体がみられる

c：小腸粘膜（正常）：陰窩底のパネート細胞にエオジン好性（好酸性）の顆粒がみられる．また，固有層には好酸球が数個みられる

d：膵臓（正常）：腺房細胞の分泌顆粒はエオジン好性に，基底部細胞質は核とともにヘマトキシリンで青藍色（好塩基性）に染色されている

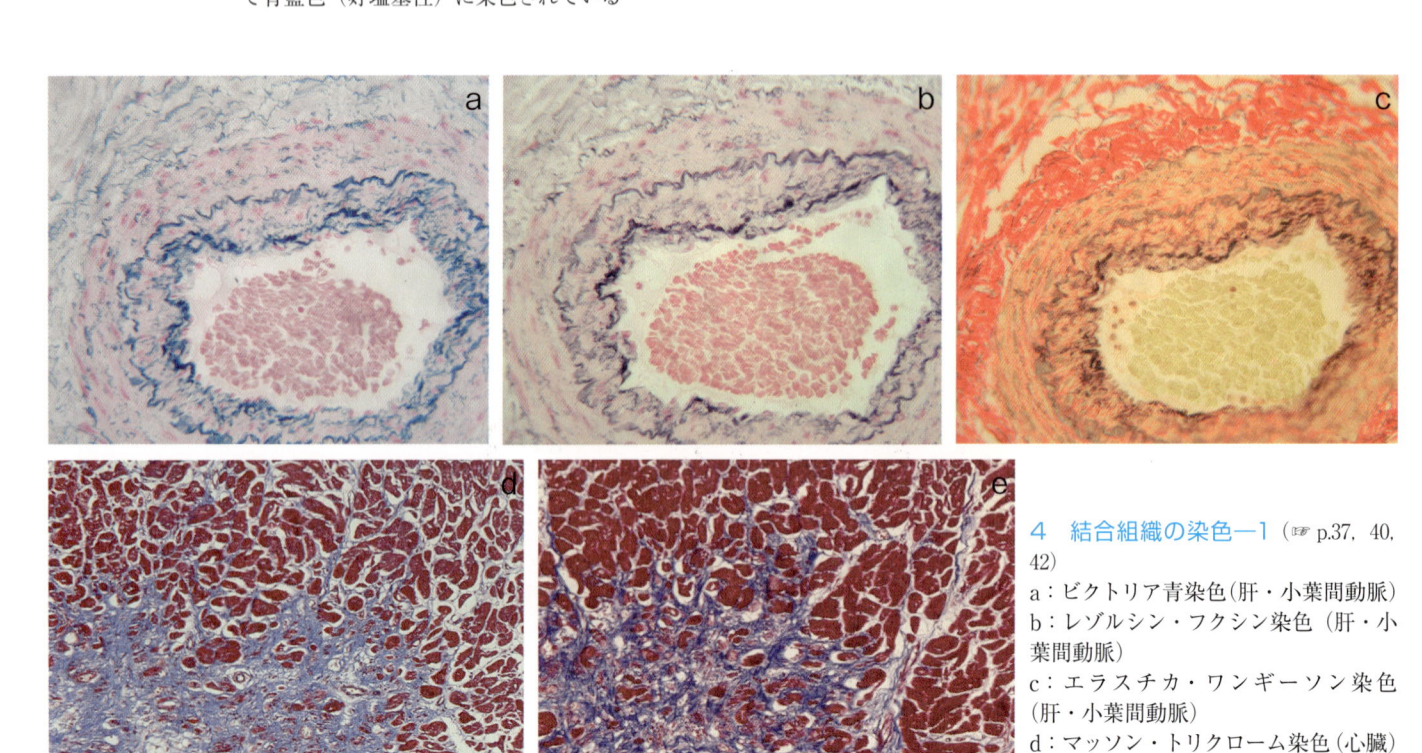

4 結合組織の染色—1 (☞ p.37, 40, 42)

a：ビクトリア青染色（肝・小葉間動脈）
b：レゾルシン・フクシン染色（肝・小葉間動脈）
c：エラスチカ・ワンギーソン染色（肝・小葉間動脈）
d：マッソン・トリクローム染色（心臓）
e：アザン・マロリー染色（心臓）

5 結合組織の染色—2 (☞ p.45, 47)

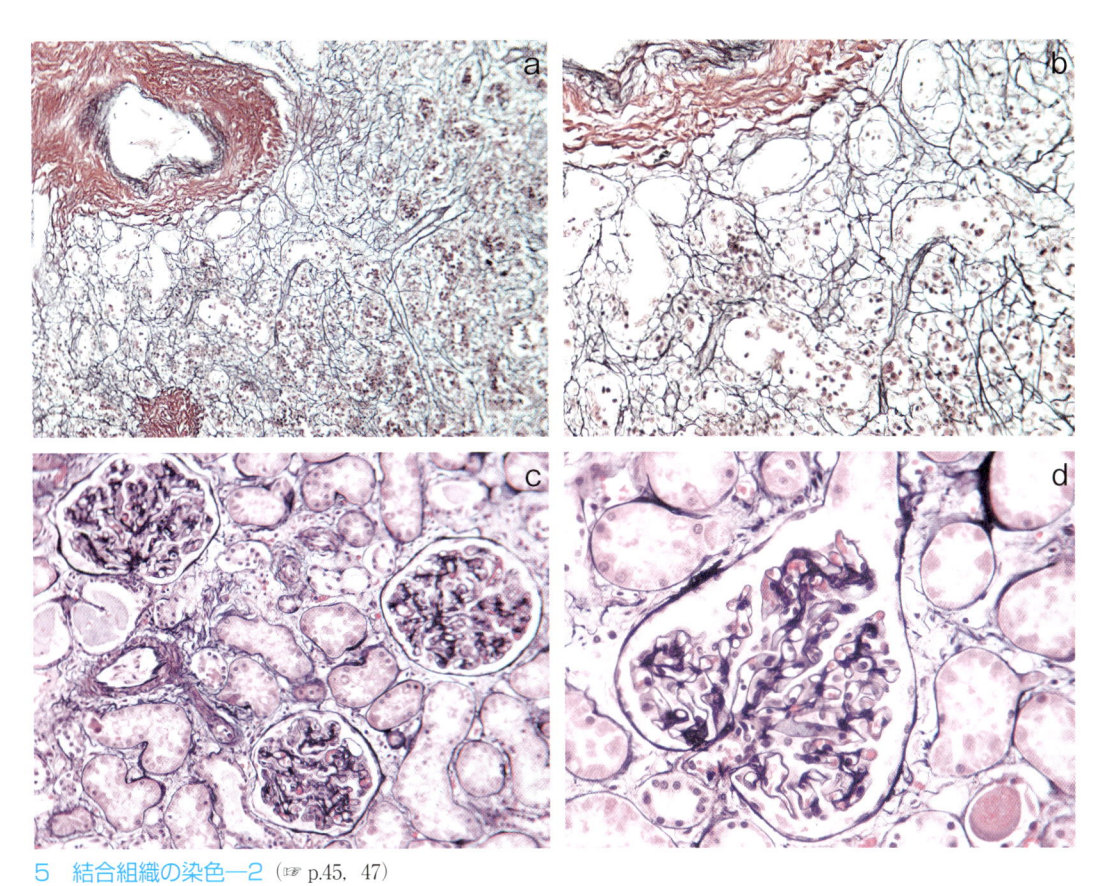

a：渡辺の鍍銀変法，脾　b：渡辺の鍍銀変法，脾　c：PAM染色（矢島変法），腎　d：PAM染色（矢島変法）腎

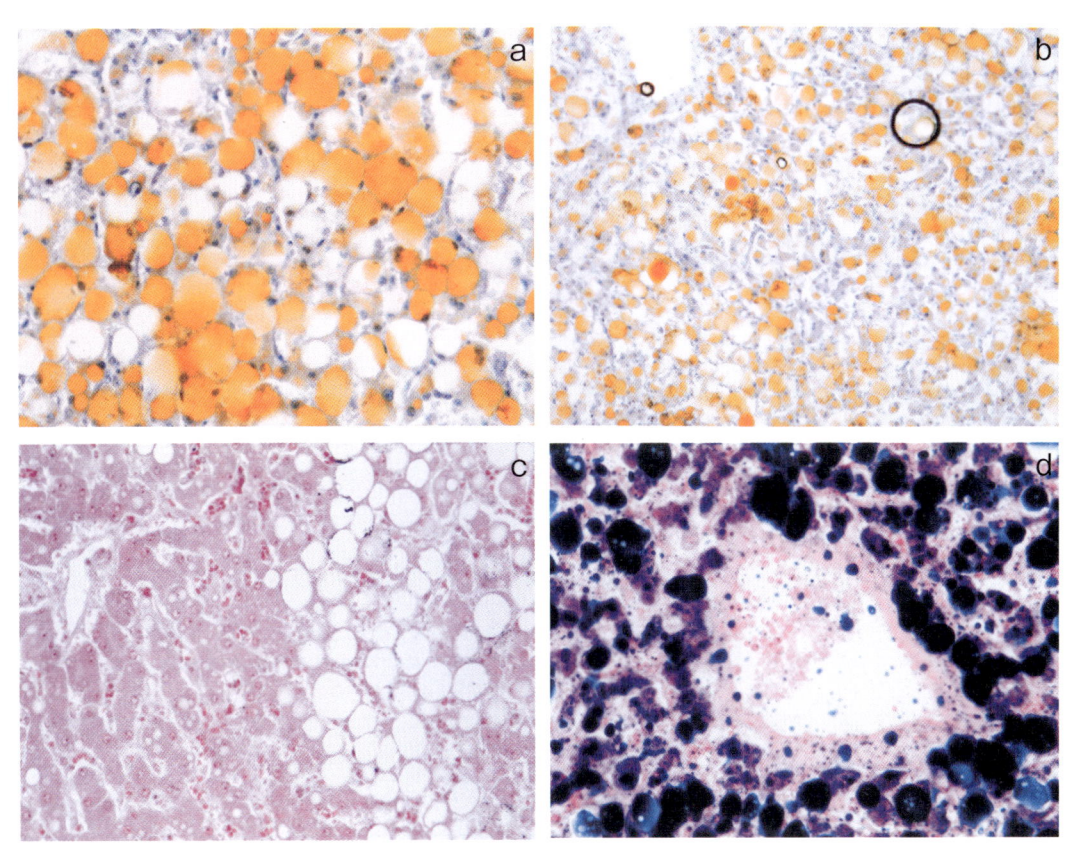

6 脂質の染色 (☞ p.50, 52)

a：ズダンⅢ染色（ホルマリン固定，凍結切片）：脂肪肝．脂肪滴が橙黄色に染色されている
b：ズダンⅢ染色（ホルマリン固定，凍結切片）：脂肪肝．水溶性封入剤による封入では，ときに気泡の混入がみられる
c：HE染色（ホルマリン固定，パラフィン切片）：脂肪肝．肝細胞に脂肪変性が起こり，パラフィン切片で大小の空胞をみる．肝細胞の核は圧排され偏在している
d：ズダン黒B染色（ホルマリン固定，凍結切片）：脂肪肝．脂肪滴が黒〜黒青色に染色されている

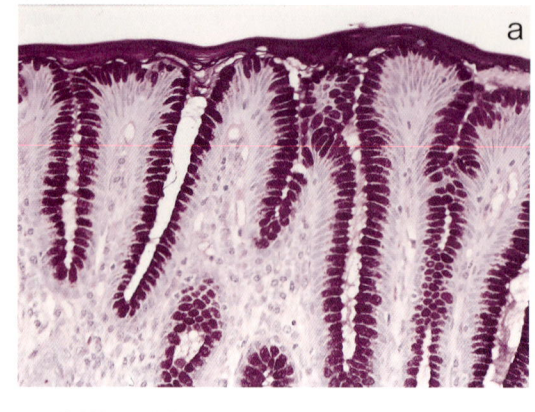

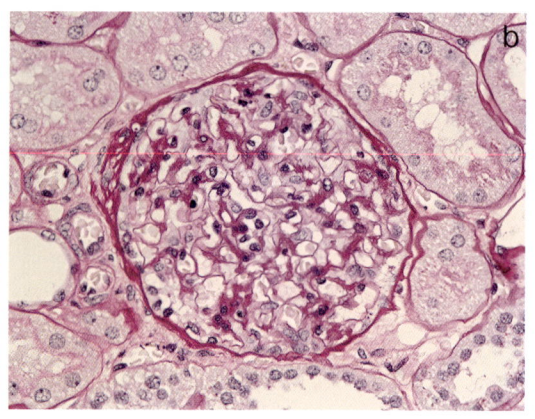

7 多糖類の染色—1 (☞ p.55)
PAS 反応
a：胃粘膜（正常）．表層粘液細胞の分泌する粘液が紫赤色に呈色されている
b：腎臓（正常）．糸球体基底膜，尿細管基底膜，ボウマン嚢基底膜が紫赤色に呈色されている

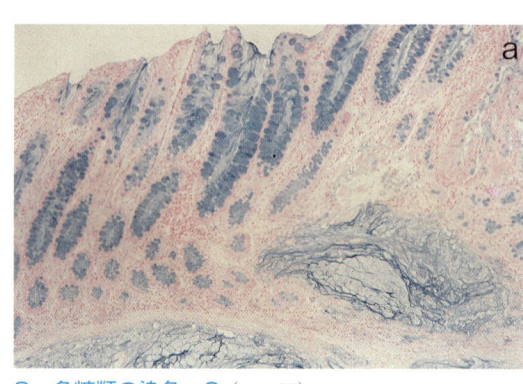

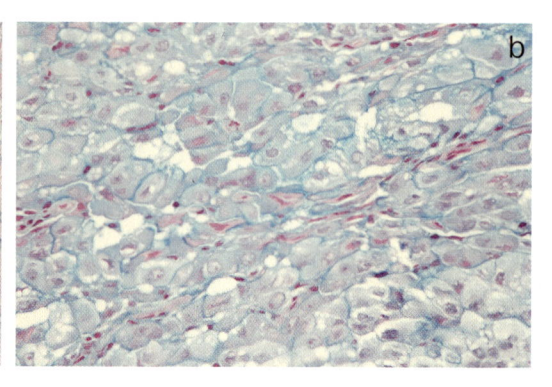

8 多糖類の染色—2 (☞ p.57)
アルシアン青染色
a：大腸杯細胞と粘膜下貯留粘液（大腸粘液癌）
b：胸膜に発生した中皮腫のヒアルロン酸

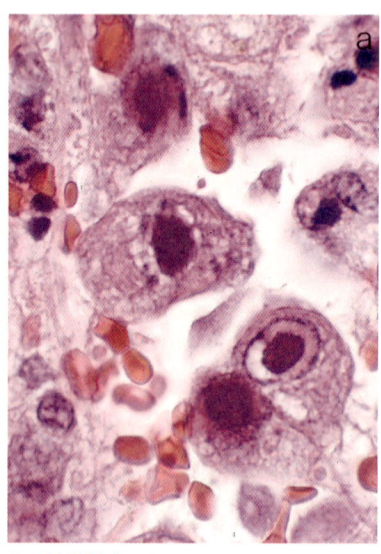

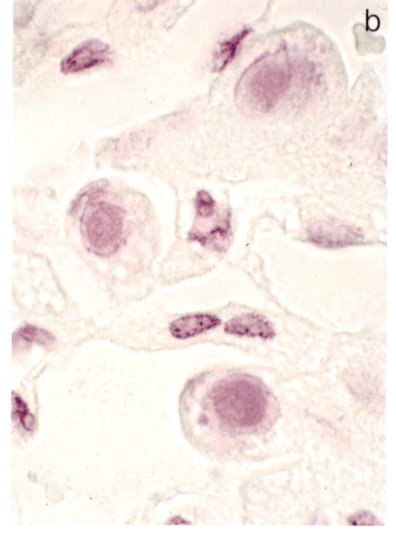

9 核酸染色 (☞ p.60)
フォイルゲン反応
サイトメガロウイルス感染組織．DNA ウイルスであるサイトメガロウイルスは，フォイルゲン反応陽性の核内封入体を形成する．a：HE 染色，b：フォイルゲン反応

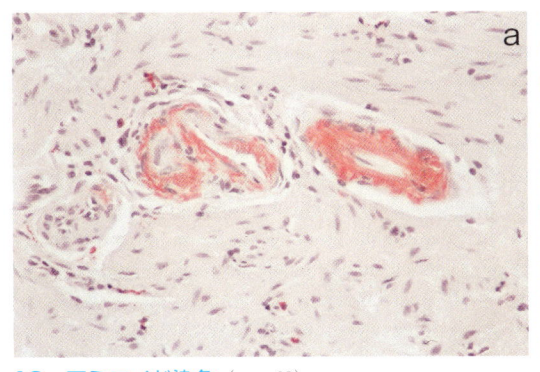

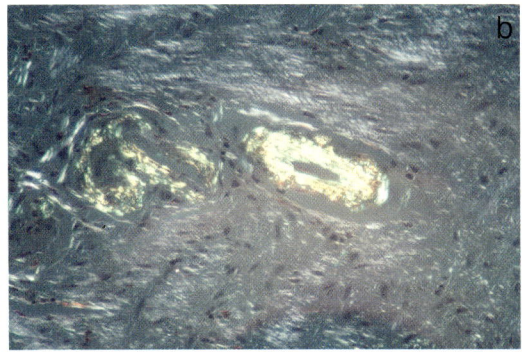

10 アミロイド染色 (☞ p.63)

a：コンゴー赤染色．血管壁にアミロイドが沈着している
b：同一部位のコンゴー赤染色偏光顕微鏡で黄緑色の偏光が認められる．

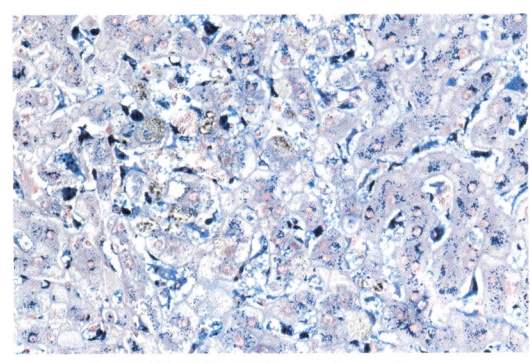

11 組織内無機物質の染色—1 (☞ p.65)
ベルリン青染色
血鉄症，肝臓

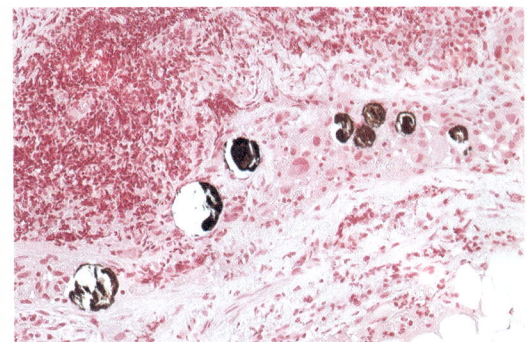

12 組織内無機物質の染色—2 (☞ p.67)
コッサ反応
腺癌のリンパ節への転移

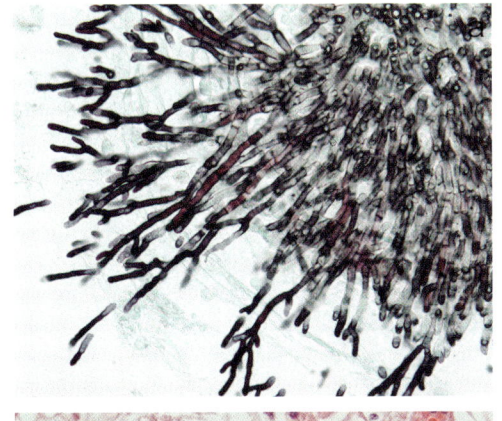

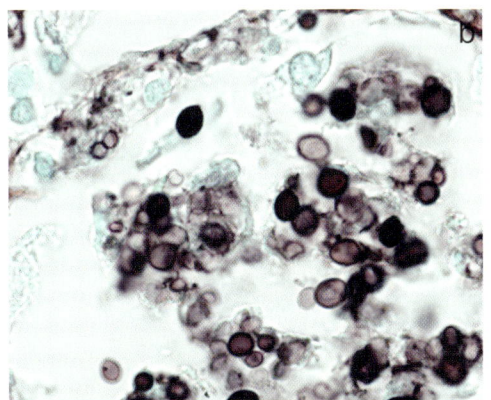

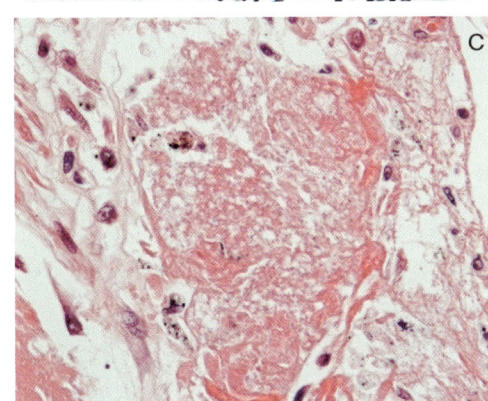

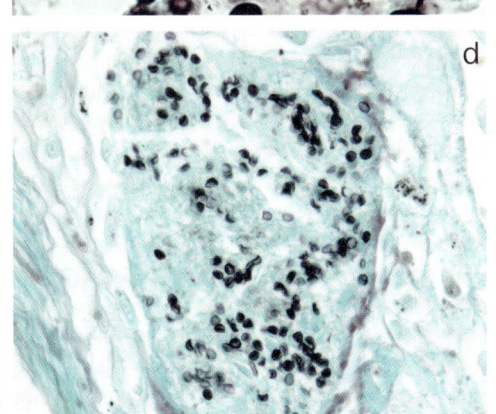

13 組織内病原体の染色—1 (☞ p.70)
グロコット染色

a：真菌——肺．アスペルギルス特有のY字型の分岐がみられる．菌糸の隔壁が黒色ないし黒褐色に染まっていることが重要である
b：クリプトコッカス——グロコット染色で肺．酵母様細胞の形態を確認できる．クリプトコッカスは莢膜に含まれる多糖類をムチカルミン染色で赤色に染めることで診断できる
c：ニューモシスチス・イロベチイのHE染色（左）とグロコット染色（右）．肺組織に存在するニューモシスチス・イロベチイはHE染色では不鮮明であるが，グロコット染色では明確に黒褐色に染まる

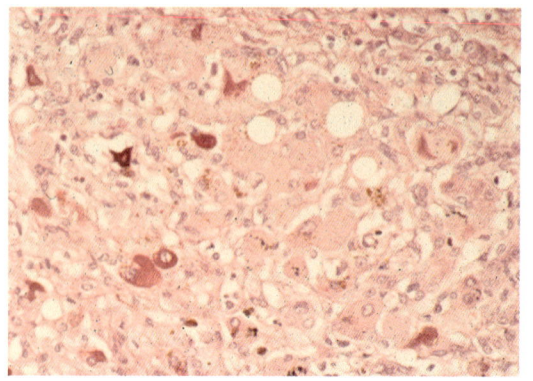

14 組織内病原体の染色—2 (☞ p.72)
オルセイン染色
HBs抗原が肝細胞の細胞質内に茶褐色に染まっている（封入体型）

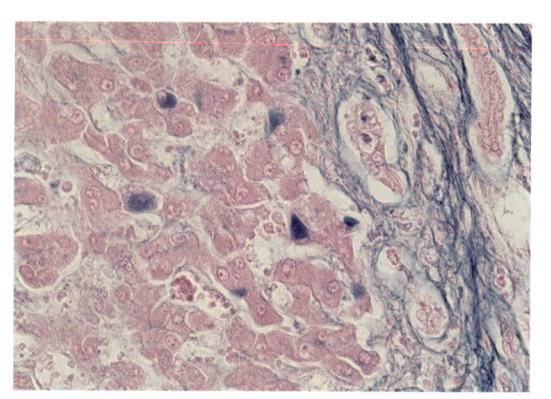

15 組織内病原体の染色—3 (☞ p.73)
ビクトリア青染色
HBs抗原が肝細胞の細胞質内に青く染まっている（封入体型）

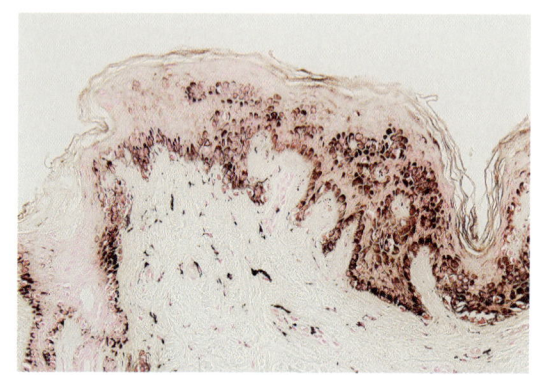

16 生体内色素の染色 (☞ p.76)
マッソン・フォンタナ染色
表皮の基底細胞層にメラニンが黒褐色に染まっている

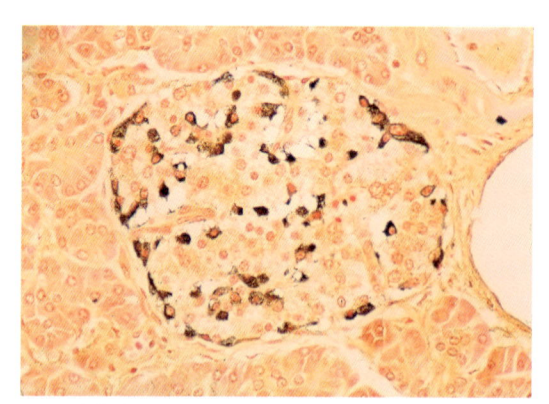

17 内分泌顆粒の染色 (☞ p.78)
グリメリウス染色
銀親和性である膵臓ランゲルハンス島A（α）細胞が黒褐色に染っている．

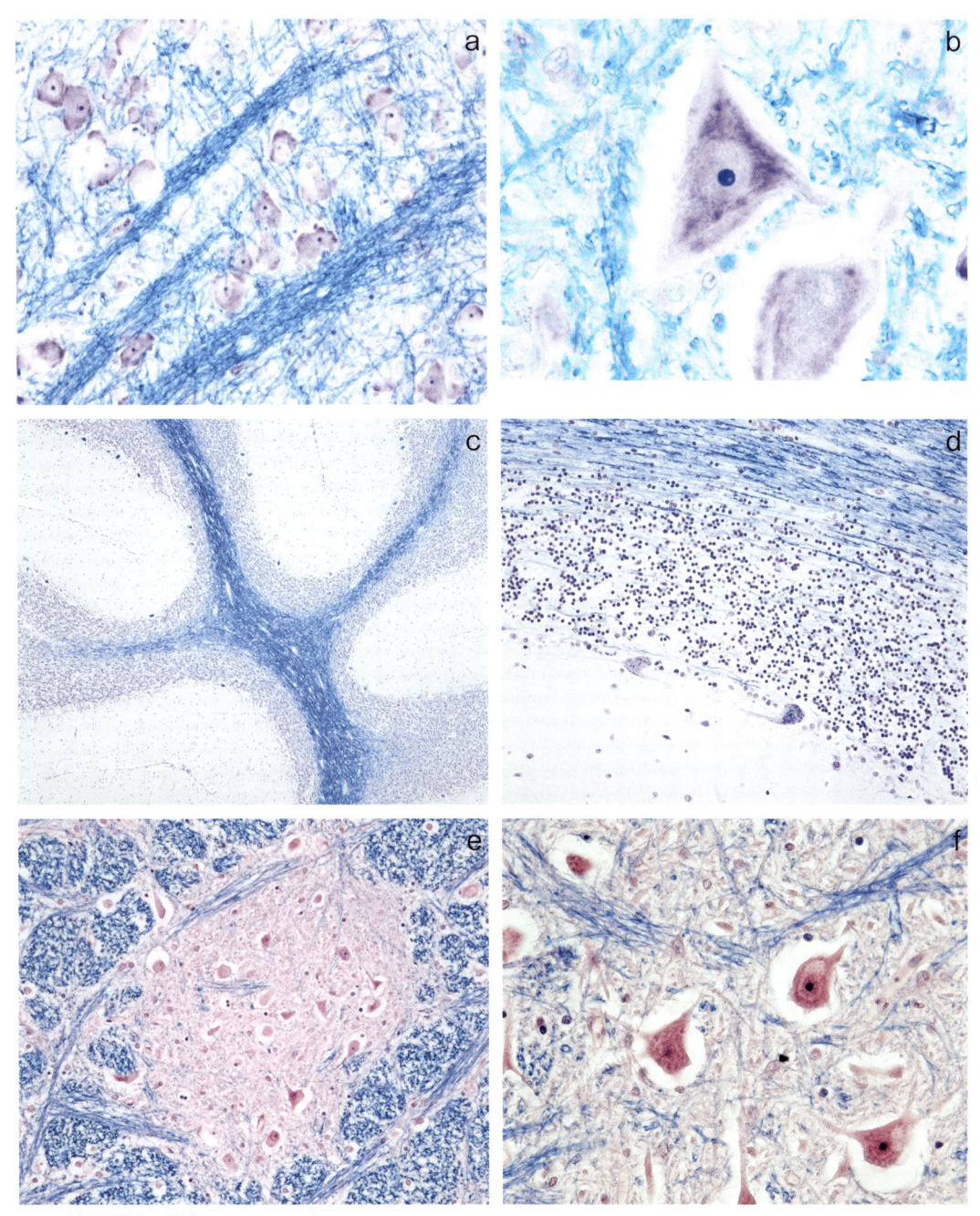

18 神経組織の染色—1 (☞ p.80)

クリューバー・バレラ染色

a：橋核部．神経細胞と周囲の髄鞘がよく確認できる．神経細胞のニッスル小体と線状の髄鞘が明瞭に染め分けでき，観察が可能である

b：神経細胞内のニッスル小体は紫色，核小体が深青色，髄鞘は青色から青緑色に染まる．c：小脳髄質（白質）の神経線維（髄鞘）が青色に染色されている

d：髄鞘は青色，顆粒層の小型円形細胞は赤紫色，神経細胞層のプルキンエ細胞は赤紫色を示している

e：延髄．クリューバー・バレラ染色にHE染色を重染色すると，髄鞘と細胞間質，神経細胞などの構造が明瞭になる

f：eの拡大像．髄鞘が青色に染まり，神経細胞，間質部分の構造がわかりやすい

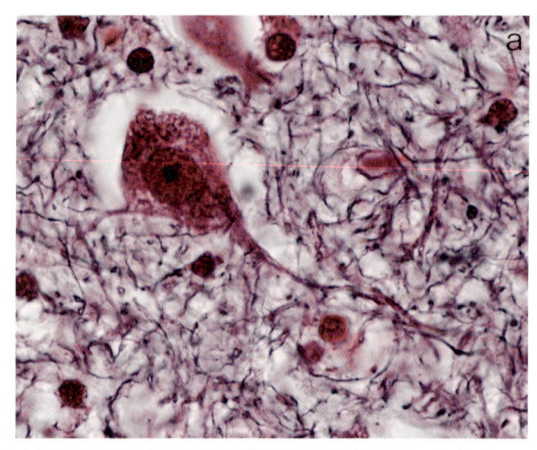

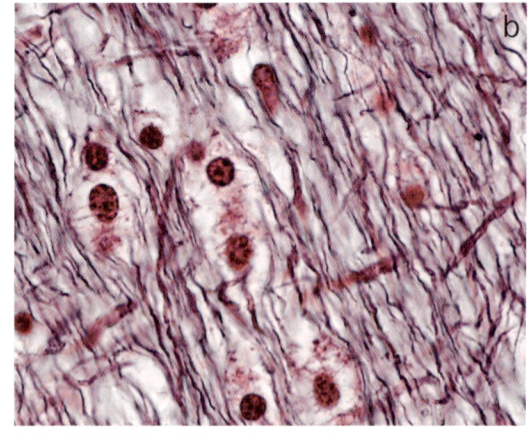

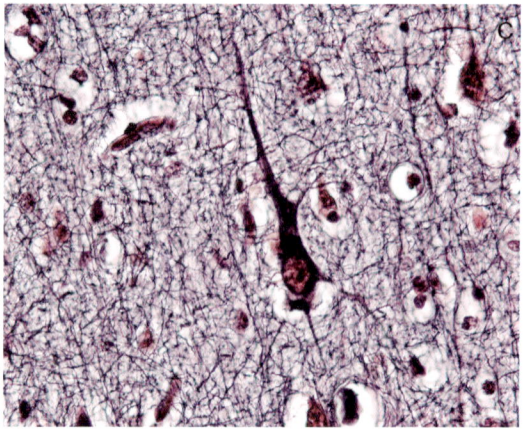

19 神経組織の染色―2 (☞ p.84)

ボディアン染色

a：大脳皮質（灰白質）．神経細胞内の細胞質，樹状突起部分に黒色に鍍銀された神経細線維が染め出されている

b：大脳髄質（白質）．神経原線維が黒褐色から黒色に染め出される

c：灰白質の錐体細胞．神経細胞体の神経原線維や軸索線維が黒色に鍍銀されている

I

病理組織標本作製法

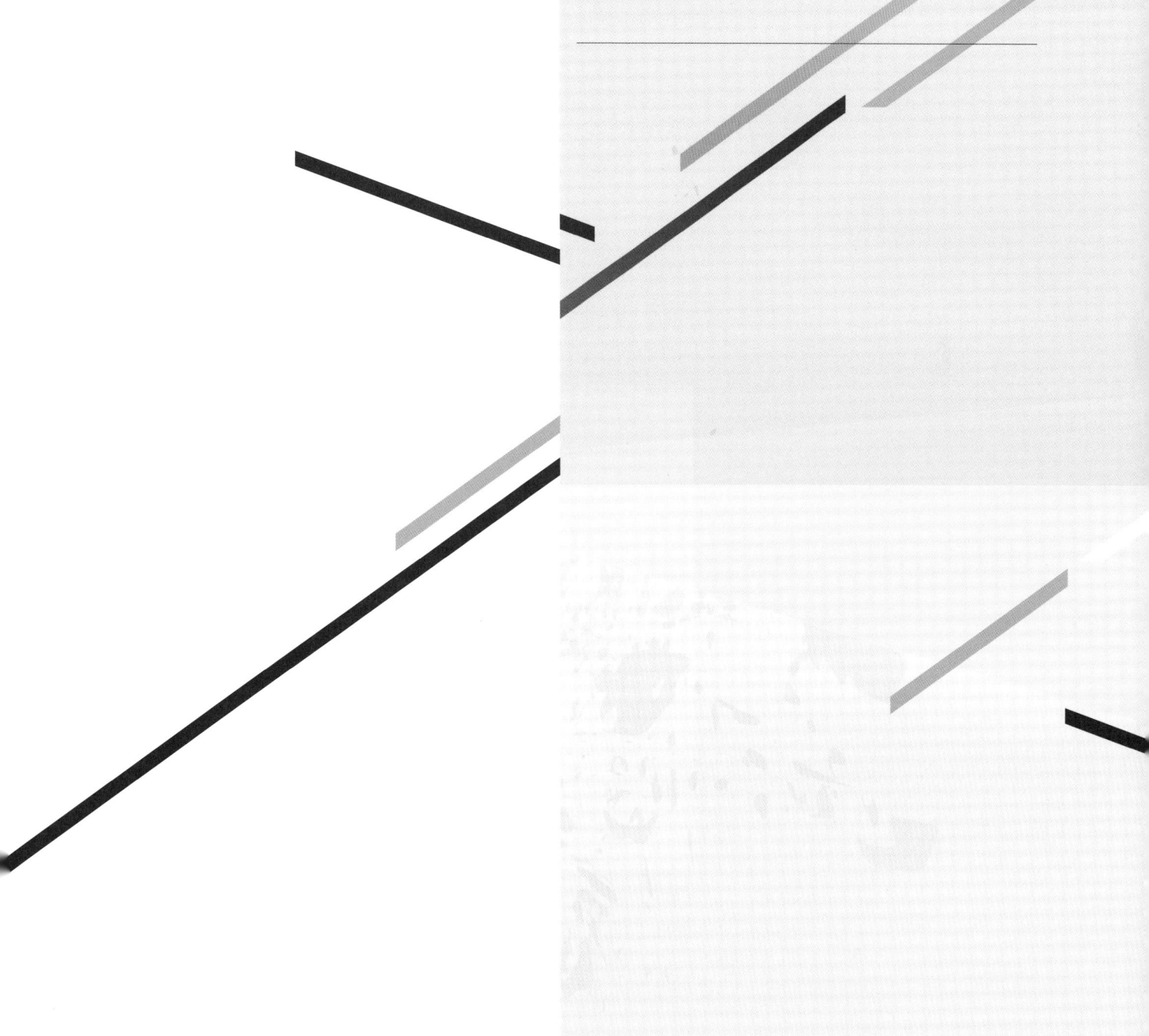

I 病理組織標本作製法

1 固定，切り出し，脱灰

1 固定法

目的

固定の目的は，蛋白分子を安定化させて細胞・組織の自己融解を防止し，生きた状態に近い形態と微細構造を保つことである．それにより細胞・組織内における物質の移動を防ぎ，染色時に細胞組織内物質と色素の結合が容易になる．組織標本作製の第一段階となる固定操作の失敗は，その後どんな操作を加えても修復できない．そのため固定液の選択や固定時間・固定方法などに十分な注意が必要である．

固定液の種類

固定液は使用目的によってさまざまな種類が考案されている（**表I-1**，☞**カラー口絵1**）．

＜ホルマリン固定液＞

ホルマリンとは，ホルムアルデヒドの水溶液であり，組織の固定液・保存液として広く用いられている．病理検査室で主に使用される日本薬局方ホルマリン（局方ホルマリン）はホルムアルデヒドを35.0～37.5％含む水溶液で，重合を防ぐため10～15％の割合でメタノールを混合しており，安価である．一方，試薬一級・特級ホルマリン（試薬ホルマリン）は高価であるが，不純物は少なくメタノールは加えられていない．

ホルマリン固定の原理は，ホルムアルデヒドが1分子の水をとり，1個ずつのH基とOH基が蛋白質のNH_2基とメチレン結合して蛋白質を凝固させることである（**図I-1**）．蛋白質以外の物質である脂肪はそのままの状態で保存され，水溶性の糖質や尿酸などはかなり消失する．

1. 10～50％ホルマリン（pH3.2前後）

ホルマリン原液に水を加えて希釈し使用液とする．希釈濃度は施設や目的によ

図I-1 ホルマリンの固定作用

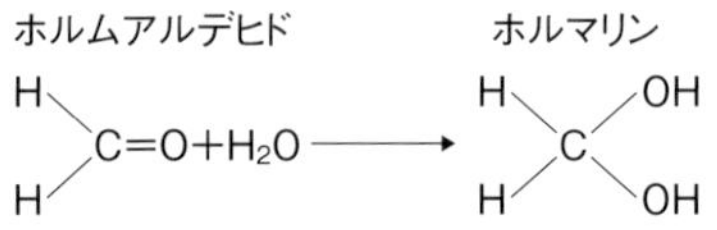

ホルムアルデヒド　　　　　　ホルマリン

$$\text{H}_2\text{C}=\text{O} + \text{H}_2\text{O} \longrightarrow \text{H}_2\text{C}(\text{OH})_2$$

表I-1 各種固定液一覧

種類	組成	固定時間（厚さ4mm）	使用目的	備考
10～50％ホルマリン	ホルマリン	4～48時間	全般	グリコーゲン，尿酸などの証明には不適
10～20％中性緩衝ホルマリン	ホルマリン 第一リン酸ナトリウム 第二リン酸ナトリウム	24～48時間	全般	電子顕微鏡標本にもある程度適応
エタノール	エタノール	2～4時間	グリコーゲン，酸性ムコ多糖類，尿酸，鉄	脂肪染色には不適
カルノア	エタノール クロロホルム 氷酢酸	2～4時間	グリコーゲン，酸性ムコ多糖類，尿酸，鉄，核酸	溶血著明
ブアン	ピクリン酸 ホルマリン 氷酢酸	1～10時間	内分泌組織，胎児組織，グリコーゲン	固定後のピクリン酸除去が重要
4％パラホルムアルデヒド	パラホルムアルデヒド リン酸緩衝液	厚さ2mm以下，4℃で3～12時間	酵素抗体法（蛋白質・糖鎖抗原）	in situ hybridizationにも適応
PLP(periodate-lysine-paraformaldehyde)	パラホルムアルデヒド メタ過ヨウ素酸 リジン	厚さ2mm以下，4℃で3～12時間	酵素抗体法（糖蛋白質抗原）	酵素抗体法に特化
ザンボーニ	ピクリン酸 パラホルムアルデヒド	厚さ2mm以下，4℃で3～12時間	酵素抗体法（ペプチド鎖抗原）	電子顕微鏡標本にも適応
2～4％グルタルアルデヒド	グルタルアルデヒド リン酸緩衝液またはカコジル酸ナトリウム緩衝液	$1mm^3$，4℃で1～2時間	電子顕微鏡用前固定	カコジル酸を使用する際には注意（ヒ素）
1～2％オスミウム酸	オスミウム酸 リン酸緩衝液	$1mm^3$，4℃で1～2時間	電子顕微鏡用後固定	オスミウム酸は強毒性のためドラフト内で操作
ミュラー	重クロム酸カリウム 硫酸ナトリウム	7～8日	内分泌組織，造血組織	オルト液の基液
オルト	ミュラー液 ホルマリン原液	24～48時間	内分泌組織，造血組織，クロム親和細胞	

りさまざまで，通常の固定には10～20％ホルマリンを使用する施設が多いが，短時間で結果を報告したい生検材料などでは50％ホルマリンを使用する場合もある．また，保存液として使用する場合には10％ホルマリンが推奨されている（図I-2）．

ホルマリン中のホルムアルデヒドは空気中に放置すると酸化されてギ酸を生じ，重合して白色の結晶となる．ホルマリンの酸化は日光によって促進されるので，褐色ビンを使用し，冷暗所で保管する（酸化したホルマリンは固定力が低下する）．

2. 中性緩衝ホルマリン〔リリー（Lillie）の緩衝ホルマリン〕

酸性ホルマリンよりも染色性に優れ，電子顕微鏡的検索にもある程度使用できる利点がある．リリーの処方ではホルマリンの比率は10％であるが，20％のほ

図I-2 ホルマリン濃度と浸透速度

鳥の肝臓．固定時間：7時間．10％ホルマリンでは1mm程度しか浸透していないが，50％ホルマリンは3〜4mm程度浸透している（☞カラー口絵2）

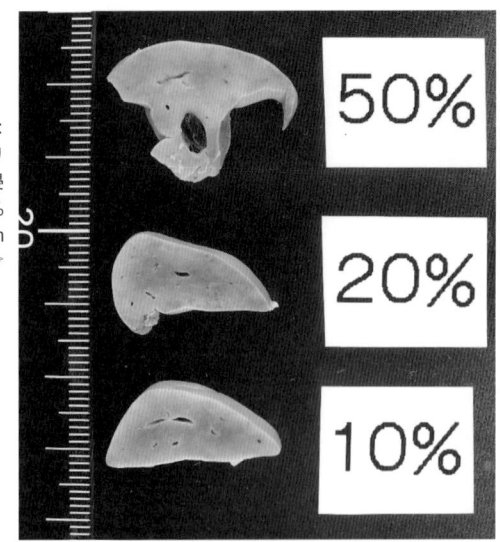

うがよい結果が得られるという報告もある．

- ホルマリン原液　100ml
- 第一リン酸ナトリウム（$NaH_2PO_4・2H_2O$）　4.368g
- 第二リン酸ナトリウム（$NaHPO_4・12H_2O$）　25.776g

蒸留水を加えて1,000mlとする．

＜アルコール固定液＞

グリコーゲンや核酸，ムコ多糖類，尿酸，鉄など水溶性物質の証明の際に使用される．一方で，脂質成分は消失するため脂肪染色などには不適である．

1. エタノール

市販の純エタノールで十分使用に耐えるが，特に必要な場合にはモレキュラーシーブスや硫酸銅を用いて無水エタノールとする．純エタノールや無水エタノールは，脱水・脱脂作用が強いので組織に高度の収縮と硬化を生じる．そのため固定時間は短いほうがよく，固定する組織は小さく薄くしておく必要がある．厚さ3〜4mmの組織片であれば2〜4時間で固定できる．

2. カルノア（Carnoy）液

水を含まない混合固定液（純エタノール6：クロロホルム3：氷酢酸1）で，核酸やグリコーゲンの固定に使用される．短所として，組織の収縮・硬化が強いこと，氷酢酸により溶血が起こることなどがある．固定時間は純エタノールの場合とほぼ同時間でよいが，固定終了後は純エタノールでクロロホルムと氷酢酸を除去したあと，包埋を行う．

＜ピクリン酸固定液＞

ピクリン酸を含む固定液には，ブアン（Bouin）液とザンボーニ（Zamboni）液があるが，ザンボーニ液については後述する．ブアン液の組成は，ピクリン酸飽和水溶液15：ホルマリン原液5：氷酢酸1（使用直前に混合する）であり，内分泌組織・胎児組織・グリコーゲンなどの固定に使用される．ピクリン酸は蛋白凝固作用と弱い脱灰作用がある．ただし，固定後はピクリン酸を80％アルコールで十分除去（アルコールにピクリン酸の色が出なくなるまで）する必要があり，これを怠ると染色性が低下する．

<酵素抗体法用固定液>
酵素抗体法で使用する抗原の多くは通常のホルマリン固定で使用可能である.しかし,ホルマリン固定で失活する抗原もあるため,それら抗原の検索には特別な固定液が使用される.以下の①～③の固定液はいずれも組織を2mm以下の厚さにしてから4℃で固定し,固定時間は3～12時間程度とする.
①中性緩衝4%パラホルムアルデヒド(paraformaldehyde;PFA):蛋白質や糖鎖抗原に使用され, *in situ* hybridization にも適している.
②PLP(periodate-lysine-paraformaldehyde)固定液:酵素抗体法に特化したPFAを含む中性緩衝固定液で,糖蛋白質抗原の固定に優れている.
③ザンボーニ(Zamboni)固定液:ピクリン酸とPFAを含む中性緩衝固定液で,ペプチド鎖抗原の固定に使用する.

<電子顕微鏡用固定液>
2～4%グルタルアルデヒドで1～2時間の前固定後,1%オスミウム酸で1～2時間後固定する二重固定が使用される.グルタルアルデヒドの代わりに4% PFAや10%中性緩衝ホルマリンを前固定液として使用する場合もある.

<重クロム酸固定液>
ミュラー(Müller)液とオルト(Ortho)液がある.類脂質の固定に優れ,ミトコンドリアやゴルジ装置などの微細構造,核分裂像,クロム親和性細胞の観察に有用である.

<塩化第二水銀(昇汞)固定液>
塩化第二水銀($HgCl_2$)は毒性のある水銀化合物であり,現在わが国で使用されることはない.ツェンケル(Zenker)液,ヘリー(Helly)液,マキシモウ(Maximow)液,スーサ(Susa)液などがあり,スーサ液以外はミュラー液(重クロム酸固定液)を基液としている.

操作法

■ 固定液の選択
上記のごとく固定液には多数の種類があり,目的に応じた固定液の選択を行わなければならない.

■ 固定液の量
固定液の量は少なくとも固定する組織体積の5倍以上は必要で,20～100倍程度が望ましい.固定液は,固定のたびに固定剤の消費と組織中の水分により希釈されるため,定期的に新調する.また,固定液を繰り返し使用する場合には,以前に固定した組織片のコンタミネーションに注意する.

■ 固定時間
固定時間は,固定液の種類,組織の種類と大きさ,温度,振盪の有無などによって異なる.固定が不十分な場合はもちろん,長時間の過度な固定も染色性の低下を招く.また,固定は組織・臓器摘出後(血流遮断後)ただちに行うべきで,摘出後から固定までに時間がかかると細胞・組織に著しい変性を認める.

■ 臓器別固定方法
臓器ごとに変形防止や固定促進のため種々の工夫がなされている.

図I-3 臓器別固定方法

a：肺に気管支からホルマリンを注入しているところ
b：胃は板に貼り付けて固定する

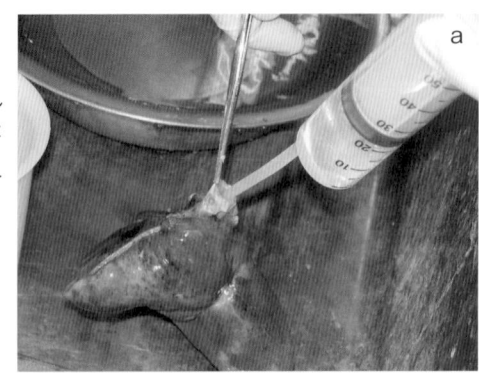

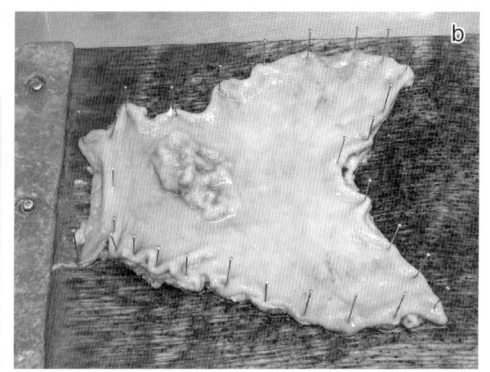

図I-4 固定容器の適性（鳥の肝臓）

a：生の状態では変形できるため細口容器に入れることができる
b：固定後，組織は硬化するため取り出すことができない

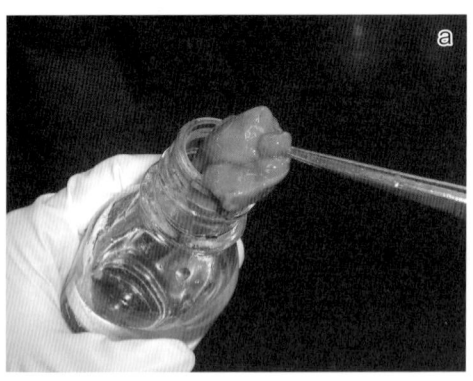

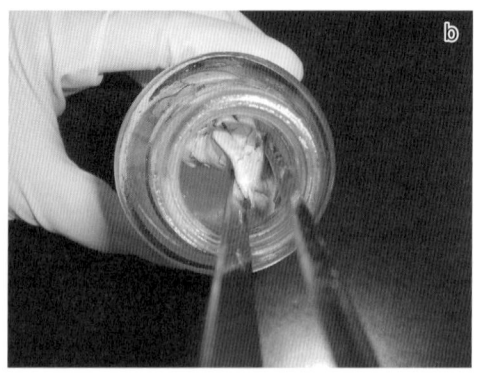

図I-5 固定・切り出し操作時の健康被害対策

ホルマリンや病原性微生物への対策として，換気装置，マスク，手袋などは必須である

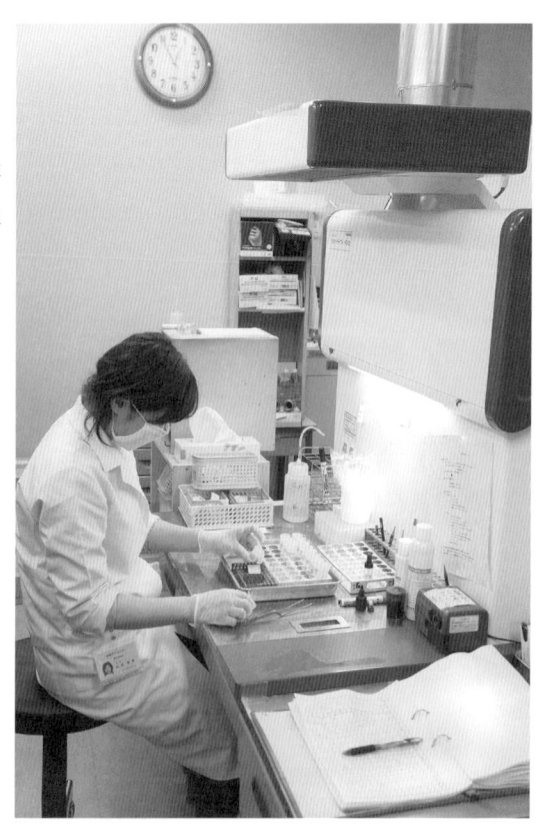

- 肺：気管支から固定液を注入する（**図I-3-a**）．
- 管状臓器：食道・胃・腸などは変形防止のため，切開後に木やコルク，ゴムの板などにムシピンなどで貼り付けてから固定液に漬ける（**図I-3-b**）．
- 実質臓器：肝臓・脾臓などは固定液が浸透しにくいので，厚さ1cm程度に切って固定液に漬ける．

- またリンパ節や腎臓なども，割を入れてから固定液に漬ける．ただし，割などを入れる際は病理医の了解を得て，切り出しの障害にならないように注意する．

■ 使用する容器

生検材料などは透明で密栓できる広口の容器を使用する．この理由は，褐色ビンなどでは小さな組織片を見落とす可能性があること，密栓できなければ臭気はもちろん固定液・組織の流失の原因となること，生の状態では変形できる組織も固定後は硬化により変形できず細口を通過できなくなるためである（図Ⅰ-4）．

■ 健康被害に対する注意

病理検査において常用されるホルマリンは強い刺激性があるため，手袋やマスクを着用し，換気装置のある場所で取り扱う（図Ⅰ-5）．また，組織や臓器の提出時はもちろん，固定後の切り出しの際にも，感染の危険性を念頭に置いて作業を行う．

付1）ホルムアルデヒドの有害性

皮膚，目，粘膜，呼吸器への刺激および肝臓，腎臓への慢性障害がある．2004年6月 WHO（世界保健機関）の下部組織である IARC（国際がん研究機関）が，ヒトに対して発がん性があると発表した．

付2）ホルムアルデヒドに関する法規制

2008年3月，改正された労働安全衛生法の特定化学物質障害予防規則（特化則）が施行され，ホルムアルデヒドは特化則の第3類物質から特定第2類物質に変更された．これにより，ホルムアルデヒドを扱う作業所は，作業環境測定の実施が義務付けられ，管理濃度は 0.1 ppm となった．また，作業所には，発散源を密閉する設備，局所排気装置またはプッシュプル型換気装置の設置も義務付けられた．

文献：
1) 日本病理学会編：病理技術マニュアル 3　病理組織標本作製技術（上）―切り出しから薄切まで―（第3版）．医歯薬出版，1985．
2) 松原　修ほか：臨床検査学講座　病理学／病理検査学．医歯薬出版，2000．

（大﨑　博之）

2 切り出し

目的

病理組織標本を作製するために，生検，手術，剖検材料の適切な部位から適切な大きさ，形に切り取ることを切り出しといい，正確な病理組織診断を行うためには適切な切り出しを行うことが重要となる．一般に切り出しは病理医が行い，臨床検査技師はその介助を行う．

機器・器具

提出検体撮影のための写真撮影装置あるいは臓器コピー装置，ホルマリン臭の換気設備，水洗用の流し，各サイズの鋭利なメス（替え刃式など），ハサミ，脳刀，有鈎・無鈎ピンセット，ゾンデ，切り出し台，物差し，巻尺，ガーゼ，紙タオル，ゴム手袋，包埋用カセット，墨汁あるいはマーキュロクロム液，筆，濾紙，鉛筆，記録用の筆記用具など．

操作法

■ 受付

提出検体と臨床所見などが記入された検査依頼用紙とを照合し，氏名・性別・年齢・臓器・組織名を確認し，受け付ける．検体の紛失や混合，取り違えを防ぐため，必要ならば検体に標識をつける．

ホルマリン固定材料は水洗してホルマリン臭を抜き，切り出しを行う前に受付番号と氏名，スケールを入れて写真またはコピーをとる．必要に応じて，割面についても写真またはコピーをとるとよい．

■ 観察・記録

提出検体の全体を観察し，次に病変の位置や大きさ，色，性状などを観察し記録する．

■ 切り出し部位

切り出しは，病巣の肉眼所見が異なる部位や正常との境界部位を切り出すと，あとの診断に役立つ．「癌取扱い規約」のある材料については，規約に記載された検索方法に従って切り出すことが望ましい．

■ 大きさ

切り出す大きさは一般には包埋用カセットに入る大きさであるが，厚さは3～5 mm程度に鋭利なメスで切り取る．切り出した組織に通し番号をつけて，写真撮影またはコピーした切り出し図に記入していく（図Ⅰ-6）．他の検体とのコンタミネーションを防ぐため，メスやピンセット，切り出し台は検体が変わるたびに清拭，洗浄する．

■ 組織片の整理

受付番号と通し番号を記入した濾紙の上に，切り出した組織片を順番に並べる（図Ⅰ-7）．近位側・遠位側のある臓器については，顕微鏡観察時にわかるようにするため，たとえば切り出した組織片の近位側端に墨汁あるいは朱墨などで印をつける．必要に応じて，薄切面の向きや印をつけた情報を切り出し図に記載する．

図I-6 切り出し図と切り出した組織への通し番号の付与

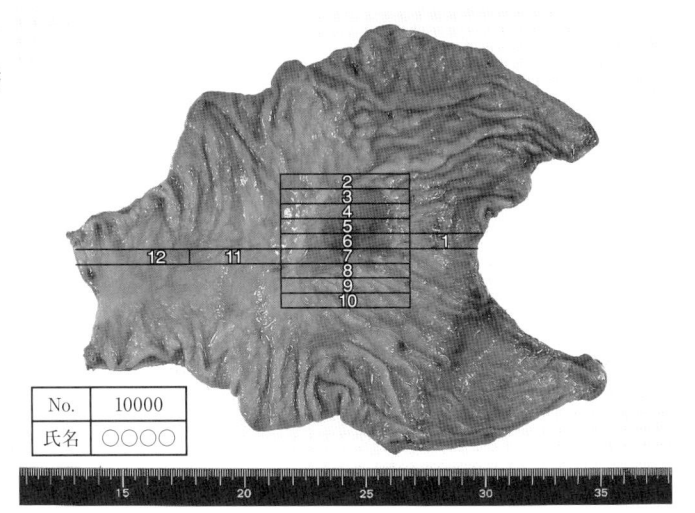

図I-7 組織片の整理

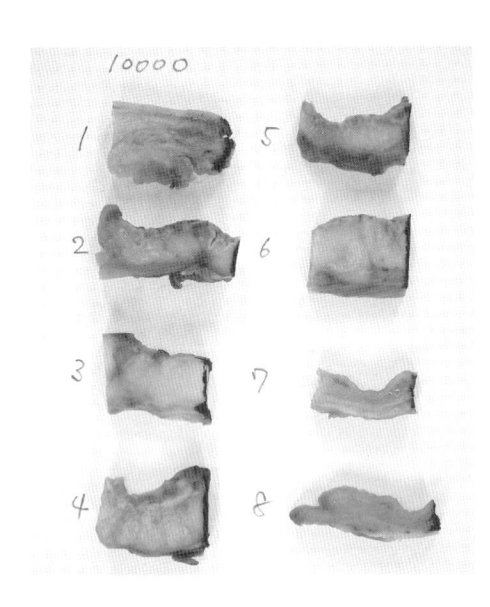

図I-8 カセットへの収納

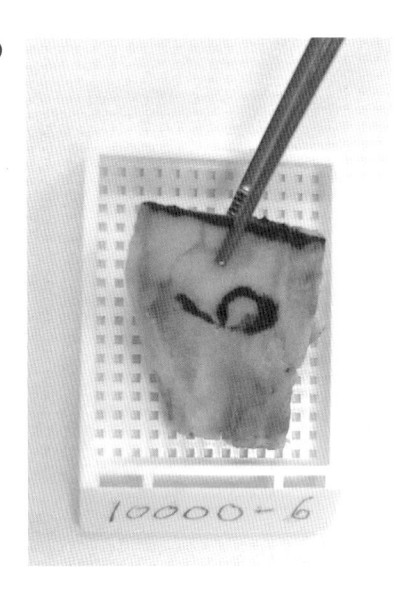

■ 包埋用カセットへの収納

包埋用カセットのふちに鉛筆で受付番号と通し番号を記入し，切り出した組織片が乾燥しないように注意しながらカセットに入れていく（**図I-8**）．カセットに蓋をして，脱水包埋操作に移るまで，70％エタノールに入れておく．

(平川栄一郎)

3 脱灰

目的

骨や歯などの硬組織・病的石灰沈着巣には有機性基質にリン酸カルシウムを主体とした無機塩が沈着しており，そのままでは薄切できない．そこで，これら硬組織・病的石灰沈着巣を薄切可能な状態にするため，組織内の無機塩をあらかじめ除去する操作を脱灰という．

脱灰はギ酸，硝酸，塩酸などの酸や EDTA などキレート剤を用いて行われる．また，脱灰促進法として電気脱灰法やイオン交換樹脂法などもある．

脱灰液の種類

＜プランク・リクロ（Plank-Rychlo）法（迅速脱灰法）＞

- 塩化アルミニウム $AlCl_3 \cdot H_2O$（結晶）　70 g *
- 蒸留水　1,000 ml
- ギ酸　50 ml
- 濃塩酸（37%）　85 ml

*無水のものは使用しない．

脱灰速度が速く，染色性も比較的良好であるため，迅速を要する場合や大型硬組織に使用される．脱灰後は直接5%硫酸ナトリウム水溶液で12時間ほど中和し，その後に水洗，脱水を行う．

＜ギ酸：formic acid；HCOOH＞

- ギ酸　100 ml
- クエン酸　29 g
- クエン酸ナトリウム　18 g
- 蒸留水　900 ml

上記組成のほかに，70%アルコールに5%の割合でギ酸を加える方法や，10%ホルマリンと10%ギ酸を等量混合する方法もある．組織傷害が少なく，染色性に優れ，酵素抗体法においても抗原によってはEDTA脱灰よりもよい結果が得られる．ギ酸は有機酸であるため，脱灰後は中和や水洗を行わず直接脱水操作を行う．

＜硝酸：nitric acid；HNO_3＞

- 濃硝酸　50〜100 ml
- 蒸留水または10%ホルマリン　950〜900 ml

脱灰速度は比較的速いものの，組織傷害と染色性の低下が著明であるため，近年あまり使用されない．脱灰終了後は直接5%硝酸ナトリウムで12〜24時間ほど中和し，その後に水洗，脱水を行う．

＜EDTA (tetranatrium ethylenediamine tetraacetate) 法＞

- EDTA-2Na　100 g
- トリス（ヒドロキシメチル）アミノメタン　12 g
- 蒸留水　1,000 ml
- 水酸化カリウム

1,000 ml の蒸留水に 12 g のトリスアミノメタンを溶解し，次に 100 g の EDTA-2Na を溶解する．これに粒状の水酸化カリウムを少量ずつ混和し，最終的に pH を 6.8〜7.2 に調整する．時間はかかるものの中性環境下で脱灰できるので，染色性に優れ，酵素抗体法にも適応できる．脱灰時間を短縮するために，EDTA 液に塩酸を加えた脱灰液が利用されている．

＜その他の脱灰法＞
その他の脱灰液としてトリクロロ酢酸や塩酸などがあるが，組織傷害が強いため現在ではほとんど使用されていない．また，脱灰促進法としてイオン交換樹脂法や電気脱灰法などがあるが，これもあまり利用されていない．

操作法（脱灰前）

■ 固定
十分にホルマリン固定されていることが絶対条件である．脱灰標本の固定にホルマリンが推奨される理由は，酸による脱灰の際に生じる膠原線維の膨化を防ぐことにある．また，組織を固定液から脱灰液に入れる前に，水またはアルコールで十分に固定液を洗い流す．

■ 切り出し
骨や歯など硬組織の切り出しは硬組織用電動カッターで行うことが望ましいが，電動カッターがない場合には，金鋸で切り出し，脱灰途中で通常の切り出し刃で整形する．また，病的石灰沈着巣の切り出しは通常の切り出し刃で行う．いずれの場合も組織の厚さは 5 mm 程度になるように切り出しを行う．

■ 脱脂
脱灰液は通常水溶液であるため，脂肪が存在すると脱灰液が組織内に浸透できない．そのため，骨など脂肪を多く含む硬組織では脱灰前に脱脂を行う．脱脂はアルコール（エタノールまたはメタノール）で 1 日程度行えば十分である．

操作法

■ 脱灰液の量
脱灰する組織体積の 100 倍以上が必要である．

■ 脱灰の温度
脱灰温度が高すぎると，脱灰時間は短縮されるものの組織傷害が著明となり，低すぎると脱灰がほとんど進まない．そこで 15℃前後で脱灰を行うことが推奨されている．同じ温度でも振盪することで時間を短縮することができる．

■ 脱灰容器
酸を用いての脱灰では，炭酸ガスが発生するため，容器の蓋は密栓しないようにする．また，脱灰により溶出したカルシウムは脱灰液下層に沈殿するため，下層では脱灰作用が低下する．組織片を糸で吊り下げたり，容器の底にガーゼや脱脂綿などを敷くことで，脱灰時間を短縮できる．

■ 脱灰完了の目安
X 線写真を撮影して脱灰の状態を確認する方法(図Ⅰ-9)や，飽和シュ

図I-9　右上顎癌術後再発症例
　a：ホルマリン固定後，硬組織用電動カッターにて切り出し
　b：脱灰前のX線写真
　c：プランク・リクロ液にて24時間脱灰後のX線写真．一部（→）のものを除いて脱灰は完了している
　d：同症例のヘマトキシリン・エオジン染色

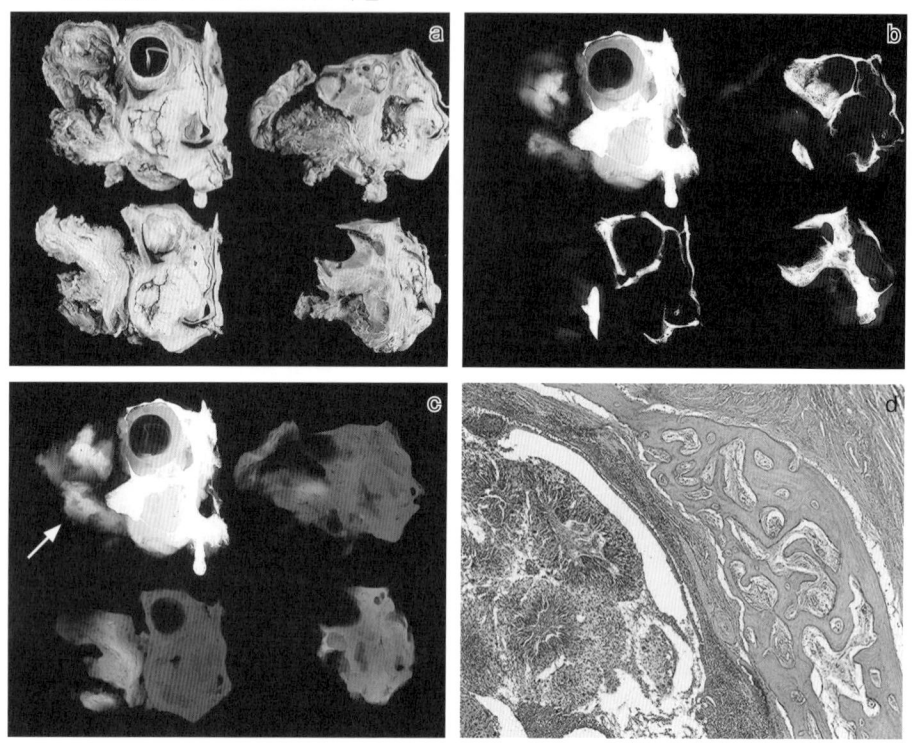

図I-10　下顎骨の一部をメスで切り，脱灰の状態を調べているところ

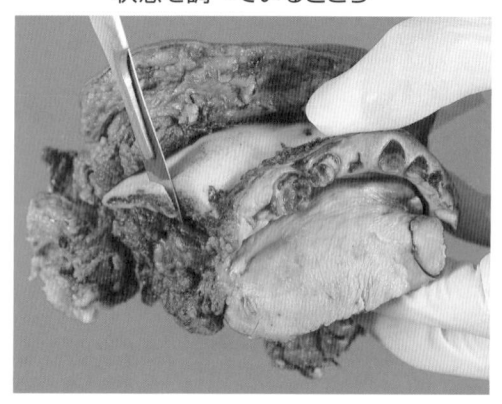

ウ酸アンモニウムを用いて脱灰液中のカルシウムイオンを検出する方法などがあるが，一般的ではない．実際の現場では，メスで組織の一部を切って抵抗なく切れれば脱灰完了と判定していることが多い（図I-10）．

■ 脱灰後の操作

ギ酸やEDTAで脱灰した場合，中和は必要ないが，その他の無機酸による脱灰では5%硫酸ナトリウムなどを用いて中和する．

文献：
1) 日本病理学会編：病理技術マニュアル3　病理組織標本作製技術（上）—切り出しから薄切まで—（第3版）．医歯薬出版，1985．
2) 松原　修ほか：臨床検査学講座　病理学／病理検査学．医歯薬出版，2000．

（大﨑博之）

I 病理組織標本作製法

2 包埋

1 包埋法（パラフィン包埋）

目的

顕微鏡的に組織を観察するためには，組織を薄切しなければならない．組織はそのままの状態では軟らかすぎて薄切することができないため，パラフィンなどのある程度の硬さをもったものの中に包埋する．

実習目標

実習を通して包埋の原理を理解し，適切なパラフィンブロックを作製することができる．

原理

パラフィンは非水溶性なので，組織に浸透させるためにはパラフィンと互いに溶け合う有機溶媒を通して包埋しなければならない．この過程は，脱水・中間剤処理・パラフィン浸透の3つの工程からなる．

パラフィンは水と相溶性がないため，包埋に先立ち組織内の水分を除去する過程を脱水と呼ぶ．脱水剤には通常，エタノールなどが用いられる．これらの脱水剤もパラフィンとは相溶性がないので，脱水剤とパラフィンと両方に相溶性の有機溶媒であるキシレンやクロロホルムなどを中間剤として使用し，脱アルコールを行ったあとにパラフィンを浸透させる．

機器・試薬

- 自動包埋装置
- 包埋センター
- ガスバーナー
- 自動包埋装置の各槽にそれぞれの濃度のエタノールを用意する
- モレキュラーシーブスで処理した無水エタノールを作製する

操作法

■ 固定液の洗浄

固定した組織を十分に水洗し，固定液を洗い流す．

■ 自動包埋装置へのセット

自動包埋装置に組織をセットし，以下のように進める．

70%エタノール	2時間
80%エタノール	2時間
90%エタノール	2時間
100%エタノール	2時間
100%エタノール	2時間
無水エタノール	2時間
無水エタノール	2時間
キシレン	2時間
キシレン	2時間
キシレン	2時間
パラフィン槽	1.5時間
パラフィン槽	1.5時間

■ ブロックの作製

包埋センターにてブロックを作製する．

自動包埋装置よりパラフィンの浸透した組織を取り出し，包埋センターのパラフィン槽に移す．包埋皿の中にパラフィンを流し込み，組織の観察面を下にして皿の中に素早く入れる．検体番号を記入した包埋カセットをのせ，固まらせる．

ピンセットなどに固まったパラフィンが付着した場合には，ガスバーナーなどでパラフィンを溶かしながら作業を行う．

〔山本康子〕

3 薄切

I 病理組織標本作製法

1 薄切法

目的
組織を顕微鏡で観察するために歪みのない適切な厚さの切片を作製する操作で，標本の良否を決定する重要なステップである．

実習目標
きれいな薄切切片を作製するためにはかなりの技術の習熟が必要なので，実習期間中にできるだけ練習を重ね，技術の向上に努め，薄切ができるようになる．

機器・器具
- ミクロトーム
- ミクロトーム刀（替え刃式）
- 油
- 切片を浮かべる水槽
- 筆
- スライドガラス
- パラフィン伸展器
- スライドガラス立て

操作法

■ ミクロトームの準備

ミクロトームに，刀台と試料台を取りつける．

刀台に，替え刃をつけたミクロトーム刀を取りつける．

ユング型ミクロトームの場合は引き角（45°），逃げ角（5°）を確認する（図Ⅰ-11）．

■ 試料の取りつけ

試料台にパラフィン包埋された組織ブロックを固定する．

■ 試料の面合わせ

刀台を試料の上にゆっくりと引き寄せ，試料台を上下，前後，左右に動かし，刀台と試料のブロック上面が平行に近接するようにセットする．

図I-11　引き角と逃げ角

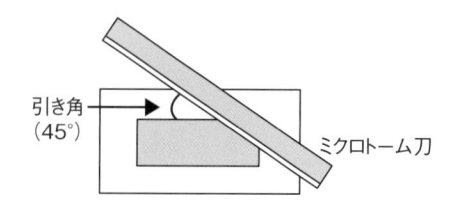

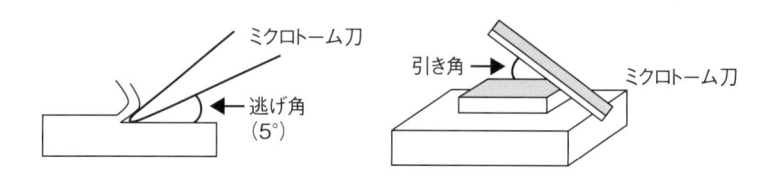

■ 面出し

観察したい部分が薄切されるように，組織全面が露出するまで，試料台を少しずつ上げながらブロックを切り込む．

■ 薄切

ミクロトームの刃を新しいものに交換し，薄切を行う．

薄切する前にブロックをよく冷やす．

微動装置のハンドルを動かして決められたミクロン数（3～6μm）だけ試料台を上げたあと，刀台をゆっくりと手前に引き寄せ，軽く息を吹きかけながら薄切する．薄切された切片は筆や紙片などを使って水槽に浮かべる．

薄切した切片が十分伸展したら切片をスライドガラスの上にすくい取り，約50℃に設定したパラフィン伸展器の上にのせ，十分伸展させたあと乾燥機などに移し乾燥させる．

■ ミクロトームの清掃

ミクロトーム刀をまず外し，ミクロトームに付着しているパラフィンの切り屑を清掃する．

● 薄切の失敗原因と対策

(1) きれいに薄切できない

① ミクロトームの刃が鋭利でない．
② 逃げ角や引き角が合っていない．
③ パラフィンにキシレンなどの不純物が混ざっている．
④ 刀台の滑走路に錆，キズ，ゴミの付着がある．

(2) 切片にメスキズが入る

① 刃こぼれがあるので，刃の位置をずらすか，刃を交換する．
② 組織に石灰化などの硬い部分がある：薄切面を脱灰液に浸すか，ガーゼか脱脂綿に脱灰液を浸して薄切面に当てて脱灰する．

(3) 切片にしわが寄ったり，刃にパラフィンがべとつく

① パラフィンが軟かい：薄切面を氷で冷却する．
② 刀の逃げ角が大きい．
③ 刀を引く速さが速すぎる．

(山本康子)

II
病理組織染色法

II 病理組織染色法

1 染色法総論

病理診断における顕微鏡観察の目的は，①組織構造（細胞形態），②組織細胞の構成要素や外来性物質などの特定，③産生物質あるいは沈着物の局在，などを明らかにすることにある．

今日の病理診断は，単に色素を用いる古典的な染色法から，核酸を標的とする遺伝子レベルの染色法まで，さまざまな方法が駆使されて行われている（表Ⅱ-1）．病理診断で最初に必要となる標本は，組織診では hematoxylin-eosin（HE；ヘマトキシリン・エオジン）染色標本，細胞診では Papanicolaou（Pap；パパニコロウ）染色標本である．これらは単純に色素を用いて核・細胞質を染め分ける標本であるが，病理診断においては組織構造や細胞の形態学的知識を背景に，得られる情報はきわめて多い．これらの標本なくして病理検査は先に進められないといっても過言ではない．一方，特殊染色法は HE 染色や Pap 染色標本で判断がむずかしい場合に，追加検索の手段として，推測される病変に対して行われるものである．

染色理論

1940 年代ごろまでに開発された染色法は，染料もしくは銀塩を使用したものがほとんどで，偶然あるいは経験的に考案されたものが多い．その後は時代の進歩とともに化学反応（組織化学的染色法），酵素-基質特異反応（酵素組織化学的染色法），抗原抗体反応（免疫組織化学的染色法），レクチン-糖鎖の特異的親和性を応用した組織化学的染色法（レクチン組織化学的染色法），さらには組織内細胞における核酸を標的とした *in situ* hybridization 法（分子生物学的染色法）など化学的，免疫学的，分子生物学的反応理論に基づいた方法が開発されている．

ここでは，色素分子が直接・間接的に関与する主要な着染の染色理論について述べ，免疫組織化学的染色法などの組織化学的染色法についてはその項に譲る．

■ 静電結合（クーロン力）の関与する染色理論

Gram（グラム）染色，HE 染色，Pap 染色，Giemsa（ギムザ）染色などのように酸性あるいは塩基性の染料を用いる染色法の染色理論は，色素イオンと組織細胞側のイオン（ポリイオン）との電気的相互作用（クーロン力）に基づいている．組織側の荷電は，その組織を構成するアミノ酸組成や糖質や無機物質に由来するものである．酸性色素は水溶液中では色のある陰イオンとして，塩基性色素は色のある陽イオンとして存在する．通常，ホルマリン固定された組織の蛋白

II 病理組織染色法

表II-1 病理診断に用いられる主な染色法一覧

分類		染色法	被染色物質・細胞	染色結果
基本染色	組織細胞全般	ヘマトキシリン・エオジン（HE）	組織、細胞	核、粗面小胞体（膵腺房細胞・胃主細胞・形質細胞など）、軟骨基質、酸性ムチン、カルシウム沈着など ── 青藍色〜淡青藍色 結合組織、皮膚角化層、バネート細胞など ── 桃色〜赤橙色
	結合組織	アザン		膠原線維 ── 青色（筋組織 ── 赤色、赤血球 ── 黄色、核 ── 黒紫色）
		マッソン・トリクローム	膠原線維	青色（筋組織 ── 赤色、赤血球 ── 黄色、核 ── 黒紫色） 赤色（筋組織 ── 赤色、核 ── 黒紫色）
		エラスチカ・ワンギーソン	弾性線維	黒紫色
		レゾルシン・フクシン		黒紫色
		ピクリシン		濃青色
		渡辺の鍍銀法	細網線維	黒色〜黒灰色（膠原線維 ── 褐色）
		PAM		黒色〜黒灰色（膠原線維 ── 黒紫色）
	多糖類	PAS反応	グリコーゲン	肝細胞、筋細胞など ── 紫赤色
		ABpH2.5-PAS重染色		基底膜（表層粘液細胞・副細胞・幽門腺・十二指腸腺） ── 紫赤色（PAS） 胃（腸上皮化生細胞） ── 赤紫〜赤褐色（AB〜PAS）[1]
		アルシアン青（pH2.5/pH1.0）	糖蛋白質	小腸（杯細胞・吸収上皮刷子縁） ── 青色〜赤紫色（AB〜PAS）[2] 胃（腸上皮化生細胞） ── 青色〜赤紫色（AB＞PAS）[3]、HIDで黒紫色
		トルイジン青（pH2.5/pH4.1/pH6.0）		大腸（杯細胞・吸収上皮刷子縁） ── 青色優位の色調（AB＞PAS）[4]
		高鉄ジアミン（HID）		耳下腺、気管支腺・基質、軟骨基質、滑膜など ── 青色〜黒褐色（AB） 子宮頸部円柱上皮細胞、水晶体・滑膜 ── 青色（AB）、プロテオグリカンはPAS陰性
		コロイド鉄		
	内分泌細胞	グリメリウス	プロテオグリカン	
			内分泌顆粒	消化管内分泌細胞・ランゲルハンス島α細胞・下垂体前葉好塩基性細胞 ── 黒色
	神経組織	クリューバー・バレラ	ニッスル顆粒	青色、神経膠線維 ── 赤紫色
			髄鞘	青色
		ボディアン	神経原線維・軸索	黒色〜黒紫色
		ホルツァー	神経膠線維	青紫色
特殊染色	アミロイド	コンゴー赤（偏光観察法、過マンガン酸カリ酸化法）	アミロイド物質	アミロイド沈着部位 ── 橙色（偏光：エメラルドグリーン、顆粒） 過マンガン酸カリ処理 ── 原発性アミロイドーシスは耐性
		ダイレクトファースト赤		
			鉄	ヘモジデリン、血球中の非ヘモグロビン鉄 ── 濃青色
	組織内無機物質（微量金属）	ベルリン青	カルシウム	石灰沈着・非脱灰切片 ── 黒色〜黒褐色
		コッサ	銅	ウィルソン病肝細胞 ── 赤橙色
		ロダミン	リポフスチン	心筋細胞・神経系細胞 ── 青色
		シュモール反応	胆汁色素	緑色
		ホール法	メラニン色素	黒色〜黒褐色
	生体内色素	フォンタナ・マッソン		
		漂白法（過マンガン酸カリ酸化法、過酸化水素法）		脱色
		グロコット	真菌	細胞壁 ── 黒色〜灰色
		PAS反応		細胞壁 ── 赤紫色
	組織内病原体	ギムザ	赤痢アメーバ	細胞質 ── 赤紫色（顆粒状）
		チール・ネルゼン	H.pylori	菌体 ── 青色
		オルセイン	抗酸菌	結核菌、ライ菌 ── 赤色
		ピクトリア青	HBs抗原	封入体 ── 茶色 封入体 ── 青色
	脂質	スダンIII	中性脂肪 （複合脂質、脂肪酸）	橙赤色 赤色 中性脂肪 ── 赤紫色、複合脂質 ── 青緑色、脂肪酸 ── 青色
		オイル赤O		
		スダン黒		
		ナイル青		
	核酸	フォイルゲン反応	DNA	赤紫色
		メチルグリーン・ピロニン	DNA・RNA	DNA ── 緑色〜青緑色、RNA ── 赤色
	血清蛋白・筋線維	PTAH	線維素・筋線維	紫色
		パパニコロウ	基本染色	
細胞診		ギムザ	応用：体腔液・リンパ節染色	
		PAS反応	応用：体腔液	
		酵素組織学的染色法	酵素	応用：生体検（神経筋疾患・糖原病・ミトコンドリア病など）
	酵素	レクチン染色法	糖残基	応用：①糖鎖組織の証明、血液型分類、②血液型判定、③細胞型判定（検体取り違いの確認）
組織化学	抗原	免疫組織化学的染色法（酵素抗体法・蛍光抗体法）	抗原	応用：①腫瘍組織の原発性臓器推定、②転移性腸の原発巣探索、③細胞増殖能判定、④癌遺伝子産物の検出、⑤分子標的治療方針の判定、⑥組織構築の確認
	DNA/RNA	分子生物学的染色法（in situ hybridization：FISH）	ウイルス（DNA/RNA）・免疫グロブリン軽鎖mRNA・Her2遺伝子など	応用：①病原体の同定、②悪性腺腫や胃型肺癌の鑑別

1）（PAS＞AB）はPAS染色の色調がAB染色の色調より優位であることを示す。2）（AB−PAS）はAB反応よりPAS反応が優位であることを示す。3）（AB＞PAS）はAB染色の色調が PAS反応より優位であることを示す。4）（PAS〜AB）はPAS反応の赤色からAB染色の青色までの色調を示す。5）多糖類染色の詳細は、「最新染色法のすべて」を参照のこと。

質は，酸性下では大半がプラスに荷電しているため，酸性色素で非特異的に染まる．一方，弱酸性あるいは中性域での陰イオン（ポリ陰イオン）は DNA，リボソーム RNA，グリコサミノグリカンやムチンなどで，これらは塩基性色素が静電気的に結合することにより着染する．したがって，これらの色素結合反応は染色液中の水素イオン濃度や電解質濃度により強く影響を受ける．

■ van der Waals 力の関与する染色理論

組織への酸性染料や塩基性染料の結合には，クーロン力ばかりでなく，van der Waals 力のような非クーロン力も働いている．たとえば，エラスチン蛋白の染色はイオン化できるアミノ酸がないため van der Waals 引力が関与していると考えられている．エラスチンの染色法としての Victoria blue（ビクトリア青）染色や Congo red（コンゴー赤）染色（アミロイド染色としての利用のほうがなじみ深いが，当初は弾性線維の染色法としても利用された）では，染色液の調製に電気的な引力を打ち消すような電解質や有機溶媒を用いると同時に，酸性色素のコンゴー赤では pH を高くし，塩基性色素のビクトリア青では pH を低くして他の蛋白質のイオン化を抑え，非クーロン力が働きやすい環境をつくっている．

メタクロマジア*も一種の非クーロン力の関与する色素親和性を反映した現象と考えられている．

■ 疎水性結合と他の疎水性効果に基づく染色理論

Sudan（ズダン）Ⅲや oil red（オイル赤）O などの色素を用いる脂肪染色は，染色液がほとんど非水系であるため，色素-脂肪間に疎水結合は関与しない．したがって，脂肪染色では染料が色素溶液と脂肪の 2 つの相に分配されることにより染色が行われる．

その他の染色理論

各染色法は，上述の主要な染色理論のほかに，染色性に及ぼすさまざまな因子が複雑に作用し合って成り立っている．色素と生物試料の間の反応性（染色性）は，反応の選択性，媒染剤の働き，触媒反応，酵素反応，色素分子の浸透速度・反応速度・脱色速度などに支配されるが，試料側の幾何学的な構造〔切片の厚さ，切片の構造（塗抹標本，凍結切片，パラフィン切片など），固定の条件〕などにも影響を受ける．

色素について

色素は，分子状態で着染する色素と，粒子状態で着染する色素に分類される．前者は溶媒に溶かして着染する色素で"**染料**"と呼ばれ，後者は水や有機溶剤に不溶性で水や油・溶剤，樹脂・ワックスなどの混合物に練り込んで着染する色素で"**顔料**"と呼ばれる．生物試料の染色に用いる色素は，前者の染料に分類される．染料のうち水に溶けてイオン化する色素は，イオンの荷電状態によって塩基性色素・酸性色素・中性（両性）色素に分類され，有機溶剤に溶解する疎水性色素は無極性色素に分類される（**表Ⅱ-2**）．

染料（色素）は性質や色・化学構造に基づいてカラーインデックス（Color Index；C.I.）に収録され，名称〔Color Index Generic Name（一般名・色

---

*メタクロマジア（メタクロマジー）とは1種類の塩基性色素で2つ以上の色に染まる現象のことをいう．この現象は，塩基性色素が生体で強く陰イオン化を示す被染色物質，たとえばグリコサミノグリカン（コンドロイチン硫酸など）のような陰イオンポリマーに到達すると，色素イオン同士が相互に結合しあって異なるスペクトルをもった新たな色素重合体を形成することによると考えられている．つまり，強く陰イオン化した生体ポリマーは色素重合を助長するように働くのである．

表II-2 色素の分類と性質

分類	一般的な性質	色素例
塩基性色素	アミノ基（-NH$_2$）または誘導アミノ基〔-NHCH$_3$, -N(CH$_3$)〕をもち，Cl$^-$などの酸性官能基と塩を形成している色素で，水溶液中では正（＋）に荷電する	methylene blue azure A，B，C methyl green alcian blue 8GX cresyl violet acetate　ほか
酸性色素	スルホン酸基，カルボキシル基などの酸性基をもち，Na$^+$などの塩基性基と塩を形成している色素で，水溶液中では負（－）に荷電する	eosin Y orange G light green SF acid fuchsin D　ほか
中性色素	塩基性色素と酸性色素が水溶液中でイオン結合してできた色素．水に溶けにくく，アルコールに溶かして用いる	methylene blue eosinate azure B eosinate　ほか
無極性色素	水溶液中で解離しない色素で，組織成分とは化学反応しない	oil red O Sudan III Sudan IV Sudan black B　ほか

合いや効用から分類され，色素の特徴がわかる〕および番号〔Colour Index Constitution Number（5桁の数字・化学構造から分類）〕が与えられている．たとえば，エオジンの Color Index Generic Name は acid red 87，Colour Index Constitution Number は C.I.45380 である．なお，"エオジン"という名称は日常的同物異名．

■ 染色方法および染色特性に関連する用語

単染色と重染色

1種類の色素（色調）で染色することを**単染色**，組織・細胞成分を同一切片上で2種類以上の色調に染め分ける染色法を重染色という．HE染色をはじめ病理標本のほとんどは核染色を行うので**重染色**である．ビクトリア青-HE染色法や alcian blue（アルシアン青）-PAS染色法などは利用頻度の高い重染色法である．

進行性染色と退行性染色

染色時間を延長しながら目的とする組織・細胞成分を適度に着染する染色法を**進行性染色**という．また，短時間で目的成分とそれ以外の成分を過度に染色したあと，目的成分だけを残すように脱色，分別する染色法を**退行性染色**という．マイヤー処方やリリー・マイヤー処方のヘマトキシリン染色液を用いる場合は進行性染色，カラッチ処方やギル処方のヘマトキシリン液を使用する場合は退行性染色である．後者は塩酸水などによる分別操作を必要とする．弾性線維染色であるビクトリア青染色や resorcin-fuchsin（レゾルシン・フクシン）染色も過度に染色を行いアルコールや塩酸アルコールで分別するので退行性染色に分類できる．

直接染色と媒染色

組織・細胞成分に色素が直接結合して染色する場合を**直接染色**という．**媒染色**（間接染色）は，色素が組織・細胞成分と反応しにくいため，染色前に切片をク

ロム，アルミニウム，鉄などの金属酸塩で処理して色素との反応性を高めて行う染色方法である．asan（アザン）染色で用いる重クロム酸カリや鍍銀染色で用いる鉄ミョウバンは媒染剤である．

好酸性と好塩基性

酸性色素または塩基性色素で染色されやすい組織・細胞成分の染色特性を好酸性または好塩基性という．**好塩基性**とは，負に荷電する組織・細胞成分が，ヘマテイン・アルミニウムレーキ（ヘマトキシリン染色液）やアルシアン青のように溶液中で陽イオン化した色素で染色されやすいという染色特性のことをいう．**好酸性**とは，正に荷電する組織・細胞成分が，エオジンYやオレンジGなどのように溶液中で陰イオンの状態にある色素で染色されやすいという染色特性のことをいう．

正染性と異染性

色素液の色と同じ色調に組織・細胞成分が染色されることを**正染性**（オルトクロマジー）といい，通常，多くの場合は正染性である．**異染性**（メタクロマジー）とは1種類の色素液（塩基性色素液）で2つ以上の色調に染める現象のことをいう．たとえば，強く陰イオン化している軟骨基質成分（コンドロイチン硫酸など）や硫酸化ムチンなどは，本来トルイジン青やチオニンなどのもつ青い色調とは異なる赤紫色に染まる（その理論については前述）．

染色における共通工程

染色過程における共通工程は，パラフィン切片を用いる場合の脱パラフィン操作と，染色後の分別・脱水・透徹操作・封入操作である．共通染色工程は自動染色機や自動封入機の利用が可能であるが，ここでは手操作で行う（図II-1, 2）．

■ 脱パラフィン操作

脱パラフィン（パラフィン除去）は，キシレンまたは健康被害をもたらさない柑橘類の果皮から抽出したHemo-De®やLemosol®などが使われる．後者はキシレンと比べるとパラフィン溶解力が若干劣るため，キシレンを使う場合よりも時間を長めにする．脱パラフィンに要する時間は室温で3〜5分／槽が目安である．切片を上下に動かしたり，液温を高める（37℃）ことにより短縮できる．ま

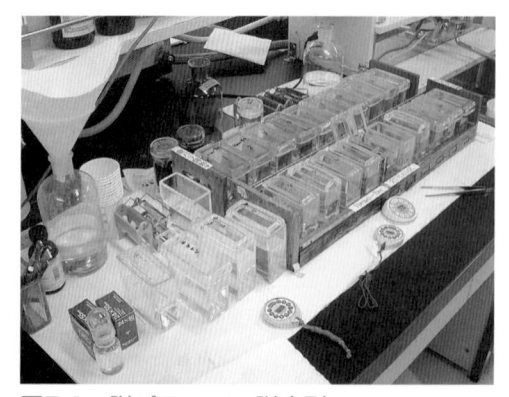

図II-1 脱パラフィン・脱水列

上段に脱パラフィン列（左から右へ移動），下段に脱水列（右から左へ移動）が配置されている．20枚立てカゴ（ステンレス製および樹脂製）やカバーガラスなども置かれている．左上のロートは透徹キシレンの再利用（濾過用）に備えたものである

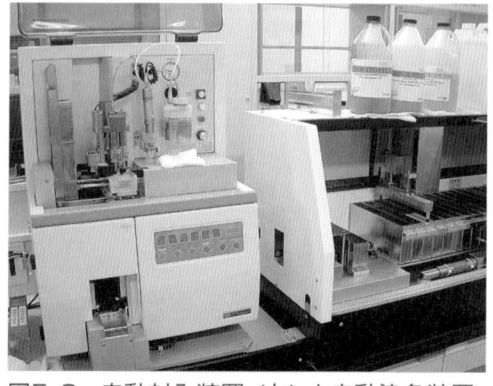

図II-2 自動封入装置（左）と自動染色装置（右）

両者は染色が終了すると自動的に連結される

表Ⅱ-3 脱パラフィンの操作工程

脱パラフィン	1	キシレンⅠ	各3〜5分
	2	キシレンⅡ	
	3	キシレンⅢ	
	4	100％エタノールⅠ	
	5	100％エタノールⅡ	
	6	100％エタノールⅢ	
	7	90％エタノール	
	8	70％エタノール	
親水	9	流水洗（水道水）	1〜2分

た，キシレン中に切片を長く浸漬しすぎても際立った染色性への影響はみられないので，都合に合わせて進めればよい．親水はキシレンをエタノールに置換し，流水（水道水）中に1〜2分漬けて行う（**表Ⅱ-3**）．

試薬

①キシレン（1級）

② Hemo-De®（Fisher science）（キシレンの代替）

③ Lemosol®（和光純薬工業）（キシレンの代替）

④エタノール（99％以上，1級）

器具類

①染色ビン（染色バット）の大きさは標本枚数によって選択する．

②染色ビンの種類と液量の目安は次のようである．

　5枚用ガラス製染色ビン（液量40ml，実際は9枚染色可能）

　10枚用ガラス製染色ビン（液量120ml，実際は19枚染色可能）

　20枚用染色ビン（液量150ml，カゴ（キャリアー）使用）

注意点

①次の槽へ移動する場合は，次の槽への液の持ち込みを極力少なくするよう心掛ける．

②キシレンおよびエタノールは，使用回数を重ねると効力が落ちてくるので交換する．

③脱パラフィンやエタノールでの脱キシレンが不十分であったりすると，親水したときに白濁する．このような場合はエタノールおよびキシレンを新調し，脱パラフィン系列を逆行してやり直す．

④切片は基本的には染色全工程中，乾燥することのないようにする．

■ 脱水・透徹操作

エタノール脱水の工程は各染色法によって異なる．特にエタノールで脱色されやすい染色〔van Gieson（ワンギーソン）染色など〕の場合は，素早く切片を上下に動かして移動する必要があるし，全く脱色されない染色法（PAS染色など）ではゆっくりと時間をかけて行えばよい（**表Ⅱ-4**）．キシレン透徹は，各槽3〜5分浸漬する（切片を10回くらい上下に動かせば30秒〜1分くらいに短縮できる）．

表II-4 共通脱水操作工程

脱水・(分別)	1	70%エタノール	各3～5分
	2	90～95%エタノール	
	3	100%エタノールI	
	4	100%エタノールII	
	5	100%エタノールIII	
透徹	6	キシレンI	
	7	キシレンII	
	8	キシレンIII	

表II-5 非水溶性封入剤

製品名	屈折率	主成分	溶剤	適/否*	販売元
ビオライト	1.52	合成樹脂(スチレン・アクリル系の共重合物)	キシレン	不適	応研商事
NEW M・X	1.545	ポリスチレン樹脂	キシレン	不適	松浪ガラス
ソフトマウント550	1.50	ポリスチレン樹脂	ピネン系溶剤(レモゾールエース)	適	和光純薬
マリノール	1.545	ポリアクリル樹脂	キシレン	不適	武藤化学
マリノールII	1.545	ポリアクリル樹脂(低分子)	キシレン	適	武藤化学
バルサム	1.50	天然松脂	キシレン	適?	メルク
マルチマウント220 (Excel mount220)	1.490	ポリアクリル樹脂	キシレン	適	松浪ガラス(ファルマ)
マルチマウント480 (Excel mount480)	1.490	ポリアクリル樹脂	キシレン	不適	松浪ガラス(ファルマ)
PARA mount-N	不明	不明	脂肪族炭化水素(キシレン及びトルエンフリー)	適	ファルマ(輸入品)

＊：代替キシレンとの親和性を示す．代替キシレン：ピネン系溶剤（ユーカリ・松精油，リモネン系溶剤（柑橘類果皮油），キシレン：アルカン系（石油））

試薬

エタノールおよびキシレン：脱パラフィン過程で使用するものと同じ品質のものが使用できる（脱パラフィンに使用した液は共用できない）．ただし，キシレンの代替品のレモゾール（ピネン系）やHemo-De（リモネン系）などは，封入剤の種類によっては親和性が良くない場合があるので，その場合は最後の透徹槽はキシレンにする．一般的にキシレン代替品は，キシレン（アルカン系）よりパラフィン溶解力が劣るとともに，速乾性に欠ける．

■ 封入操作

封入剤

合成樹脂（ポリスチレン系樹脂またはアクリル系樹脂）を主成分とし，キシレン（アルカン系），ピネン系，リモネン系溶剤で扱いやすい粘稠度に調整されている．開封後，硬化してきたらキシレンなどで適度に薄めて調整する．封入剤

の品質の指標となるのは屈折率・溶剤・透明度である（**表Ⅱ-5**）．なお，ガラスの屈折率は品質にもよるが1.50〜1.55の間にある．

疎水性封入剤を用いる場合

キシレン透徹後の標本は永久標本とするため，切片を適量の非水溶性（疎水性）封入剤で封入する．封入剤にカバーガラスをかける要領は，だいたい次の二通りある．

a）切片の上に封入剤を滴下して，上からカバーガラスをかける方法（カバーガラスをやや斜めにして封入剤に接着させ，ゆっくりと倒す）

b）カバーガラスに封入剤を滴下したあと，その面を下向きにして切片の上にのせる方法（この方法もカバーガラスをやや斜めにして封入剤を切片に接着させ，ゆっくりとカバーガラスをのせるようにする）

封入の際には気泡が入らないように，しかも封入剤が多すぎてカバーガラスからはみ出さないように注意して行う．

＜封入操作＞

①キシレンからスライドガラスを取り出し，ガーゼでスライドガラスの裏面と組織片の周囲を5mmくらい余して，キシレンを拭き取る．

②a）の場合は封入剤を組織のほぼ中央に適量滴下，b）の場合はカバーガラスのほぼ中央に滴下し，上述したようにカバーガラスをゆっくりとのせる．

③封入剤が広がったところで，気泡が残っていたら，ピンセットなどを使ってカバーガラスを軽く押さえて出す．

④封入が完了したら，封入剤が乾くまで水平な場所に静置しておく．

カバーガラス

封入は切片の大きさに合わせて，切片の周りに3〜5mmくらいの余裕ができるようにカバーガラスの大きさを選んで用いる．

カバーガラスの大きさ（mm）：18×18，24×24，24×32，24×40，24×50，24×55，24×60．

カバーガラスの厚さ：通常用いるカバーガラスの厚さは0.12〜0.17mm

親水性封入剤を用いる場合

染色後，エタノールやキシレンで被染色部位の着染が溶出してしまう場合，たとえば脂肪染色，蛍光抗体法などでは親水性封入剤を使う．封入の仕方は疎水性封入剤を用いる場合とほとんど同じ要領で行う．下記のグリセリン・ゼラチンは封入後，室温で固まる．ベクタシールドは封入後，カバーガラスの周囲をマニキュアでシールする．

＜親水性封入剤＞

①グリセリン・ゼラチン（DAKO, Glycergel）：使用時，加温して融かして使用する．

②ベクタシールド（フナコシ, H-1200）：使用時，加温する必要はなく，そのまま使用できる．本製品は蛍光退色防止剤が添加されている．

文献：
1）月刊 *Medical Technology* 別冊／最新染色法のすべて．2011.
2）Horobin, R.W. & Kiernan, J.A. (ed.)：Conn's Biological Stains (10th ed.). Bios Scientific Pub., Oxford, 2002.

（羽山正義・亀子文子）

II 病理組織染色法

2 一般染色

1 ヘマトキシリン・エオジン染色
(hematoxylin-eosin stain)

目的

ヘマトキシリン・エオジン（HE）染色は，病理組織診断のファーストステップで必要となる基本的な染色法である．今日の病理診断の大半がこのHE標本によって判定されているといっても過言ではない．HE染色法は，ヘマトキシリンとエオジンの2種類の色素を用いて，細胞核と核以外の組織成分を青藍色と桃色に染め分ける単純な染色法である．しかし，HE標本から得られる情報はきわめて多く，膵腺房細胞や胃主細胞，形質細胞などの粗面小胞体（リボソーム），軟骨基質，酸性粘液，カルシウム沈着などの組織成分はヘマトキシリンで青藍色調に染色され，皮膚の角化層，ミトコンドリアの多い細胞質，パネート細胞の分泌顆粒，胃壁細胞の細胞質および膠原線維などは，さまざまな濃淡の違いをもって赤桃色調に染色される．

実習事前準備

HE標本の顕微鏡像を組織学アトラスなどの成書で，細胞および組織像について復習しておく．

実習目標

①染色手順がわかる．
②染色結果に与える重要な手技ポイントが理解でき，実行できる．
③できあがった標本を観察して，標本の適否の評価ができる．
④好塩基性および好酸性の意味について理解できる．

検討課題

①染色標本を観察し，組織構造とともに好酸性および好塩基性染色部位をスケッチで明示する．

図II-3 ヘマトキシリン染色液の調製過程と染色メカニズム

ヘマトキシリンは，酸化されたあと，アルミニウムイオンが配位されて陽性荷電が付与され，リン酸基（PO_4^-）などの陰性荷電とイオン結合する

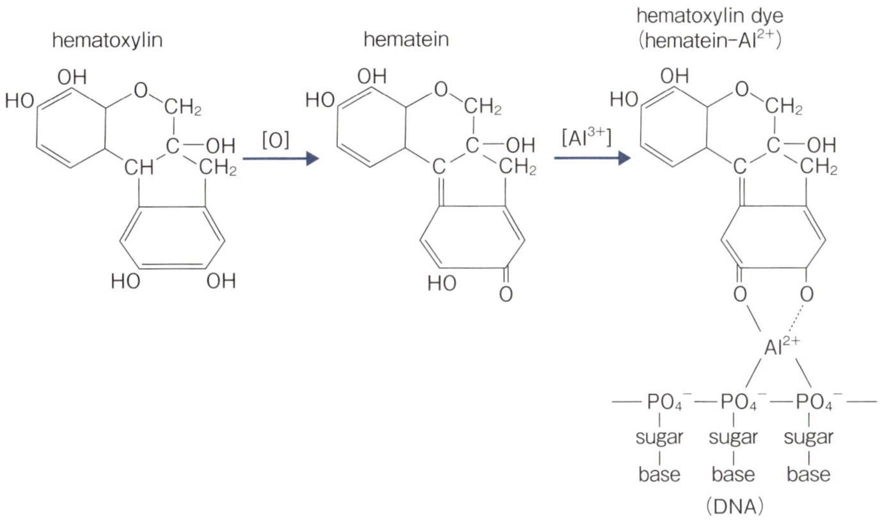

hematoxylin → [O] → hematein → [Al^{3+}] → hematoxylin dye (hematein-Al^{2+})

$$-PO_4^- - PO_4^- - PO_4^-$$
sugar　sugar　sugar
base　　base　　base
　　　　(DNA)

図II-4 蛋白質のpHによる性質の変化と色素結合

acid dye (−) ……$^+NH_3-R-COOH$

⇑ [H^+]

$NH_2-R-COOH$

⇓ [OH^-]

$NH_2-R-COO^-$……(+) basic dye

原理

ヘマトキシリン染色のメカニズムは，alum hematoxylin の正（＋）荷電と組織・細胞の官能基（リン酸基やカルボキシル基など）の負（−）荷電とのイオン結合反応に基づいている．細胞核が強くヘマトキシリンで染色される理由は，核酸のリン酸基（＝PO_4^-）とヘマトキシリンのアルミニウムレーキ（hematein-Al^{2+}）が結合するためである（図II-3）．リボソーム（粗面小胞体）はリボ核酸に多量に存在するリン酸基と，骨組織ではリン酸カルシウムのリン酸基と，酸性粘液では硫酸基（−SO_4^-）またはカルボキシル基（−COO^-）などがアルミニウムレーキと反応する．これらすべての官能基は pH 3 付近ではヘマトキシリンレーキと選択的に結合する．なお，脱灰後の組織標本がヘマトキシリン液によって染色される理由は，カルシウムイオンが溶出してもリン酸基が組織中に若干残っているためと考えられる．

一方，エオジン染色のメカニズムは，酸性色素であるエオジンの水溶液［$E-COO^- + Na^+$］中における負（−）荷電と組織・細胞成分の正（＋）荷電とのイオン結合に基づいている．エオジン染色液には酢酸が添加されているが，適量の酸が加えられたエオジン溶液中では蛋白質（等電点：pH 3.5〜5.0）のアミノ基のイオン化［$^+NH_3-R-COOH$］が起こり，$E-COO^-$ との結合が可能となるからである．しかし，過剰の酢酸を添加（水素イオン濃度の増加）するとエオジン水溶液［$E-COO^- + Na^+$］中では，$E-COO^- + H^+ → E-COOH$ の反応が進み，エオジンは沈殿し，エオジン染色液の染色力は低下する（図II-4）．

［$E-COO^- + Na^+$］はエオジン色素の水溶液中の解離状態を示す．$E-COO^-$ は正式な書き方ではないが，ここではわかりやすくするためこのように表記した．なお，Eは色素エオジンの原子団，$-COO^-$ は助色団を示す．

試薬調製

■ ヘマトキシリン染色液

ヘマトキシリン色素は，中央アメリカ産のマメ科植物の *Hamatoxylon campechianum* の心材を小さくチップ化して沸騰水で抽出して得たヘマトキシロンを再び水溶液として結晶化したものである．

ヘマトキシリンの構造式は［$C_{16}H_{14}O_6$・anhydrous，$C_{16}H_{14}O_6$・H_2O，$C_{16}H_{14}O_6$・$3H_2O$］，色素 No. は［C.I. No.75290］で，弱陰性荷電を有する．ヘマトキシリンはそれ自体では染色性を示さないが，ヘマテインに酸化されることにより多価金属イオンとキレートを形成し強い染色性をもつようになる．HE染色で用いられているヘマトキシリン液の多くは，この多価金属イオンとしてアルミニウムイオンを配位した alum hematoxylin 液である（図Ⅱ-3）．理由は，alum hematoxylin 液が安定性に優れていることや，エオジンの色調に対するコントラストのよさが受け入られているためと考えられる．alum hematoxylin 液の調製は，ヘマトキシリンをヨウ素酸ナトリウムなどの酸化剤で酸化してヘマテインを形成し，これにカリウムミョウバン（硫酸カリウムアルミニウム）あるいはアルミニウムミョウバン（硫酸アンモニウムアルミニウム）などのアルミニウムイオンを配位して行われる．HE染色で用いる主なヘマトキシリン液の処方を**表Ⅱ-6**にまとめた．

組織染色用として用いるヘマトキシリン液は，進行性処方のヘマトキシリン液が望ましい．調製直後のマイヤー処方は共染が少なく扱いやすいが，短時間では十分な染色強度が得られにくい傾向がある（調製後1週間くらい成熟させてから使用する）．染色強度が得られない場合には，リリー・マイヤーやカラッチ処方を用いるとよい．市販品のマイヤーヘマトキシリン（サクラファインテックジャパン，武藤化学）の使用も安定している．

<ヘマトキシリン液の調製>

調製法は，基本的にはヘマトキシリンの粉末を溶解後，酸化剤，媒染剤，酸，安定剤（酸化防止剤）の順にスターラーを用いて溶解する（リリー・マイヤー変法）．

　　ヘマトキシリン　………………………………………………2.5g
　　蒸留水　…………………………………………………………750ml
　　ヨウ素酸ナトリウム　…………………………………………0.25g
　　カリウムミョウバン（またはアンモニウムミョウバン）……50g
　　グリセリン　……………………………………………………250ml
　　酢酸　……………………………………………………………8ml

■ エオジン染色液

エオジン液に用いられる色素には，エオジン Y，エオジン B，エリスロシン B，フロキシン B などがある（図Ⅱ-5）．これらの色素は，技術者や病理医の好みによって使い分けられる．

AFIP の処方：

①原液（1%エオジン水溶液）

　　エオジン Y　1.0 g

表II-6 主なヘマトキシリン液の処方

ヘマトキシリン液	ヘマトキシリン	酸化剤*	媒染剤	酸	溶媒
Mayer（マイヤー）	1 g	0.2 g	カリウムミョウバン（50 g）	結晶クエン酸（1 g）	脱イオン水（純水）または蒸留水（1,000 ml）抱水クロラール（50 g）
Mayer 変法（2倍法）	2 g	0.4 g	カリウムミョウバン（50 g）	結晶クエン酸（1 g）	脱イオン水（純水）または蒸留水（1,000 ml）抱水クロラール（50 g）
Lillie-Mayer（リリー・マイヤー）	5 g	0.5 g	アンモニウムミョウバン（60 g）	酢酸（20 ml）	脱イオン水（純水）または蒸留水（700 ml）グリセリン（300 ml）
Carazzi（カラッチ）	1 g	0.2 g	カリウムミョウバン（50 g）	──	脱イオン水（純水）または蒸留水（800 ml）グリセリン（200 ml）
Carazzi 変法（2倍法）	2 g	0.4 g	カリウムミョウバン（50 g）		脱イオン水（純水）または蒸留水（800 ml）グリセリン（200 ml）
Gill No.1（ギル No.1）	2 g	0.2 g	硫酸アルミニウム・$18H_2O$（17.6 g）	酢酸（20 ml）	脱イオン水（純水）または蒸留水（730 ml）エチレングリコール（250 ml）
Gill No.2	4 g	0.4 g	硫酸アルミニウム・$18H_2O$（35.2 g）	酢酸（40 ml）	脱イオン水（純水）または蒸留水（710 ml）エチレングリコール（250 ml）
Gill No.3	6 g	0.6 g	硫酸アルミニウム・$18H_2O$（52.8 g）	酢酸（60 ml）	脱イオン水（純水）または蒸留水（690 ml）エチレングリコール（250 ml）
Gill No.5	5 g	0.52 g	硫酸アルミニウム・$18H_2O$（44 g）	酢酸（60 ml）	脱イオン水（純水）または蒸留水（730 ml）エチレングリコール（250 ml）

*ヨウ素酸ナトリウム（$NaIO_3$）
注：組織染色用としてはマイヤー（マイヤー2倍法）が共染も少なく扱いやすい．染色性が弱い場合はリリー・マイヤーやカラッチ処方を試してみる．強く染まりすぎる場合は，塩酸で分別するか，染色時間を短くして分別をしないで染めてみるなどする

図II-5 エオジン色素

エオジンはBrの数が多いほど赤い色調を示す

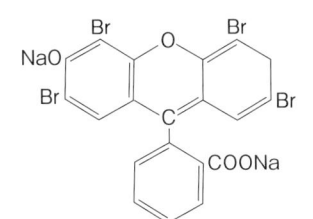

eosin Y (C. I. acid red 87, No. 45380)
(absorption maximum 515～518)

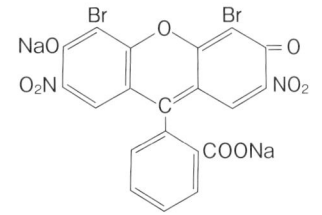

eosin B (C. I. acid red 91, No. 45400)
(absorption maximum 516～519)

蒸留水　　100 ml

②使用液：原液を80%エタノールで4倍に希釈し，この希釈液100 ml に対して氷酢酸0.5 ml を加え，使用液とする．

市販品：

エオジン（ティシュー・テック，武藤化学，メルク社など）500 ml を利用する．

| 切片の準備 | ①検索ずみ外科材料または剖検材料（病院から提供を受ける場合は倫理審査会の承認を得る）
②実験動物材料（動物愛護の精神に基づいて行うこと）
③パラフィン切片の厚さ：3〜4μm（グループごとに薄切する） |

| 染色工程 | ここでは手染め法の工程を提示する．自動染色装置を使用する場合は，まずは各メーカーの指示するプロトコールに従い，必要なら改善する． |

①	脱パラフィン	キシレン：3〜5槽		各3分
		100%エタノール：2〜4槽		各3分
		95%エタノール		各3分
		70%エタノール		各3分
②	水洗	流水中（水道水）		3分
③	染色	ヘマトキシリン液		5〜15分
④	水洗	流水中	・スライドガラスに付着している余分なヘマトキシリン液を，切片の上から水をかけて洗い流してから流水中で色出しする必要がある．ヘマトキシリン液の付着する切片を溜め水に直接入れると，溜め水にヘマトキシリン液が混ざってpHの高いヘマトキシリン液ができることになり，標本全体が青みを帯びた色調になる． ・色出しに使用する水のpHは，核の色調に影響する．酸性側に傾いた水では赤みが強く，アルカリ側に傾けば青藍色の色調が鮮やかになる． ・色出し操作を短縮する場合は，0.5〜1%アンモニア水や0.5%炭酸ナトリウム水溶液，あるいは中性緩衝液（pH7.2のリン酸緩衝液やpH7.6のトリス塩酸緩衝液）などの中性から弱アルカリ性の溶液に浸漬（30秒〜1分）したあと，流水で1〜2分洗う．または微温湯を用いる．	5〜10分
⑤	染色	エオジン液		10分
⑥	分別，脱水	70%エタノール		1〜3分（切片を動かしながら，観察しながら）
		80%エタノール		
		90%エタノール		
		100%エタノール：2〜4槽		各2〜3分
⑦	透徹	キシレン		各3分
⑧	封入			

■ 手技上の注意点

①通常，HE染色では分別を要するヘマトキシリン液を使用することはないと思われるが，あえて使用する場合は，0.5〜1%塩酸アルコー

ル液中で5〜10回くらい切片を上下させて様子をみながら分別したあと，色出しする．

②ヘマトキシリン液は使用を繰り返すことにより水で薄められてpH値が高くなり，共染傾向を示す染色液となる．このような状態になった液は，酸を加えてpH値を下げれば選択性を回復できる可能性があるが，あまり推奨できない．

③必要以上に染色時間を延長しないほうがよい．理由は，青藍色に色出しされたヘマトキシリンの色調が，再び酸性のエオジン液に漬かることにより，少し赤みが戻る可能性があるためである．

④ヘマトキシリン液，エオジン液ともに液交換時期の判断はむずかしい．ヘマトキシリン液は共染傾向が出てくる前に，また，エオジン液は液が混濁し始めてきたら交換する（半分捨てて新しい液を半量補充する）．

染色結果 細胞核は青藍色，膵腺房細胞や胃主細胞，形質細胞などの粗面小胞体（リボソーム），軟骨基質，酸性ムチン，カルシウム沈着などは淡染〜濃青紫色．核以外の組織成分は桃色，皮膚の角化層，ミトコンドリアの多い細胞質，パネート細胞の分泌顆粒，胃壁細胞の細胞質などは赤みが強く染色される（☞**カラー口絵3-a〜d**）．

付）迅速 hematoxylin-eosin（ヘマトキシリン・エオジン；HE）染色

[目的]
精度の高い手術を行うため，手術進行中に病変部から採取した材料の病理診断を行うケースが多くなっている．その際，作製されるHE標本は検査室では単に"迅速標本"などと呼ばれており，大きな病院ほどその検体数は多く，必要不可欠なものとなっている．迅速標本は手術進行中に作製されるため，当然，短時間で作製されなければならず，その染色工程も通常のHE染色標本の作製工程とは比較にならないほど短時間で行われる．

[染色手順]
①新鮮生組織の凍結切片作製（5〜6μm）
②ホルマリン・エタノール液で固定，30秒〜1分浸漬
　　迅速固定液：ホルマリン原液：100％エタノール：酢酸＝10ml：90ml：1ml
③流水洗（切片が水になじめばよい）
④マイヤー，2倍カラッチ，ギルⅣなどのヘマトキシリン液で染色，30秒〜1分浸漬
⑤軽く洗浄（切片に付着しているヘマトキシリン液を流水で軽く流し去る），5秒
⑥中性域の溶液（リン酸緩衝液，トリス塩酸緩衝液など）で色出し，10〜30秒浸漬
⑦軽く洗浄（緩衝液などを流水で軽く流し去る），5秒
⑧エオジン液に30秒〜1分浸漬（切片を数回上下させる）
⑨軽く洗浄（切片に付着しているエオジン液を流水で軽く流し去る）
⑩エタノール（4〜5槽）で分別・脱水（はじめの2〜3槽は，切片を5回〜10回上下させながら移動し，後続の2〜3槽目は30秒くらい浸漬する）

注）エタノール槽は 70％（または 90％）から 100％エタノールへと段階的に濃度を上げて準備する.

⑪キシレン（3～4 槽）で透徹（各槽切片を数回上下させる），各槽 15～30 秒くらい時間をかける）

[染色結果]

基本的には通常の HE 標本と同じであるが，核・細胞質の大きさ，核クロマチンの形態，色調など微妙に異なってみえる.

文献：
1) 末次徳芳：ヘマトキシリン・エオジン染色. 月刊 *Medical Technology* 別冊／最新染色法のすべて, 3～8, 2011.
2) 羽山正義ほか：ヘマトキシリン・エオジン染色のメカニズム. 生物資料, 26(5), 277～283, 2003.

（羽山正義・亀子文子）

II 病理組織染色法

3 結合組織の染色

実習事前準備

①正常結合組織（膠原線維・細網線維・弾性線維）の構造について特徴と違いを述べることができる．
②正常結合組織（膠原線維・細網線維・弾性線維）の分布を述べることができる．
③心臓・肝臓・腎臓・血管について正常組織構造を判断することができる．

実習目標

①染色手順がわかり，きれいな標本を作製することができる．
②各種染色液の用途を理解し，染色液を作製することができる．
③染色標本を観察して，染色結果の適否の評価ができる．
④廃液処理について理解することができる．

検討課題

①染色結果をスケッチし，染色法の意義を確認する．
②染色法の病理診断における有用性について考察する．

1 ビクトリア青染色 (victoria blue stain) レゾルシン・フクシン染色 (resorcin-fuchsin stain) エラスチカ・ワンギーソン染色 (elastica-van Gieson stain；EVG)

目的

ビクトリア青染色，レゾルシン・フクシン染色は，弾性線維（エラスチン）を染める染色法である．実際には他の染色法と重染色（エラスチカ・ワンギーソン染色，ビクトリア青-HE 染色など）として用いられることが多い．エラスチカ・ワンギーソン染色は，レゾルシン・フクシン染色とワンギーソン染色（膠原線維の染色）の重染色であり，膠原線維・筋線維・弾性線維を染め分けるこ

とができる．また，ビクトリア青染色はHBs抗原検出の染色法（酸化・還元操作が必要）としても利用される．

原理

弾性線維染色の詳細は不明な点が多い．レゾルシン・フクシン染色は，蛋白にエステル化した粘液成分と色素分子が水素結合するとしたものと，エラスチンが鉄塩の存在によって塩基性色素に染められる（van der Waals力）とするものがある．

ビクトリア青染色は不明である．

ワンギーソン染色は，分子量の異なる酸性色素を用い，粗密のある細胞・組織の分子構造への取り込まれ方の違いを利用して染めている．

*レゾルシンフクシン（和光純薬工業）：0.2gのレゾルシンフクシンを乳鉢ですりつぶしながら，1%塩酸アルコール100mlに溶解させる．

試薬

①ビクトリア青液

　ビクトリア青液……武藤化学薬品

　　組成：蒸留水，デキストリン，ビクトリア青，レゾルシン，29%塩化第二鉄，70%アルコール，塩酸，石炭酸

②ケルンエヒトロート液

　a. 蒸留水　　　　　　100 ml
　b. 硫酸アルミニウム　5 g
　c. ケルンエヒトロート　0.1 g

　aにbを溶解したものを加温しながらcを溶解させ，5分間煮沸する．室温に戻ったら濾過して使用する．

③レゾルシンフクシン液*

　ワイゲルトのレゾルシンフクシン液（前田変法）……武藤化学薬品

　　組成：塩基性フクシン，レゾルシン，蒸留水，29%塩化第二鉄，70%アルコール，濃塩酸

④ワイゲルトの鉄ヘマトキシリン液（用時調製）

　a. 1液

　　ヘマトキシリン　0.5 g
　　エタノール　　　50 ml

　b. 2液

　　塩化第二鉄　0.6 g
　　蒸留水　　　49.5 ml
　　濃塩酸　　　0.5 ml

　染色30分くらい前にa, bを等量混合して使用する．混合直後や長期保存した染色液では，染色むらや共染が起こりやすい．

⑤0.25%塩酸アルコール

　a. 70%アルコール　99.75 ml
　b. 濃塩酸　　　　　0.25 ml

⑥ワンギーソン液

　a. 飽和ピクリン酸水溶液

　　ピクリン酸（分子量229.1）　1.5 g以上
　　蒸留水　　　　　　　　　　100 ml

容器の下層にピクリン酸が沈殿する程度溶かし込み，上清を使用する．ピクリン酸は，25℃では 1.30 g/100 ml が飽和濃度．

b. 1%酸フクシン水溶液　　　5 ml

a, b を混合して使用する．

染色工程

<ビクトリア青染色>

①	脱パラフィン	キシレン	2～3槽，各5分程度	
		100・100・90・70%エタノール	各1槽	スライドが液となじめばよい
②	染色	ビクトリア青液	1～24 時間	
③	分別	70%エタノール	3 槽	長くても染色性に大きな変化はない
④	水洗	流水（水道水），蒸留水		顕微鏡で確認．共染があれば分別へ戻る
⑤	核染	ケルンエヒトロート液	3～5 分	
⑥	水洗	流水（水道水）	1～3 分	十分水洗する．不十分だと切片が白く濁る
⑦	脱水	80・100・100・100%エタノール	各1槽	
⑧	透徹	キシレン	3 槽	
⑨	封入	疎水性封入剤		

ビクトリア青-HE 染色を実施する場合は，手順④まで実施し，手順⑤からヘマトキシリン液へと移行する

<レゾルシン・フクシン染色>

①	脱パラフィン	キシレン	2～3槽, 各5分程度	
		100・100・90・70%エタノール	各1槽	スライドが液となじめばよい
②	水洗	流水（水道水）		
③	染色	ワイゲルトのレゾルシンフクシン液（前田変法）	20～30分	
④	分別*	100%エタノール	3槽	
⑤	水洗	流水（水道水），蒸留水		顕微鏡で確認．共染があれば分別へ戻る
⑥	核染	ケルンエヒトロート液	3～5分	
⑦	水洗	流水（水道水）	1～3分	十分水洗する．不十分だと切片が白く濁る
⑧	脱水	80・100・100・100%エタノール	各1槽	
⑨	透徹	キシレン	3槽	
⑩	封入	疎水性封入剤		

* 分別は0.25～0.5%塩酸アルコール（1槽）でも可能．ワンギーソン染色の鉄ヘマトキシリンの分別と併用できる

<エラスチカ・ワンギーソン染色>

手順①～⑤はレゾルシン・フクシン染色と同様

⑥	核染	ワイゲルトの鉄ヘマトキシリン液	5～10分	
⑦	分別	0.25%塩酸アルコール		軽く水洗し顕微鏡で確認．必要に応じて実施
⑧	水洗・色出し	流水	10分以上	
⑨	染色	ワンギーソン液	3～5分	
⑩	脱水	80・100・100・100%エタノール	各1槽	低濃度のエタノールにピクリン酸が落ちやすいため，手早く行う
⑪	透徹	キシレン	3槽	
⑫	封入	疎水性封入剤		

・脱水の前にワンギーソン液を濾紙で拭き取るとよい
・日光でピクリン酸が退色するため保管に注意が必要である
・退色しやすいピクリン酸を含むワンギーソン液の代わりに，ライト緑を使用するエラスチカ・マッソントリクローム染色ゴルドナー変法もある

結果 ☞カラー口絵 4-a, b, c

	弾性線維	膠原線維	細胞質	筋線維	核	その他
ビクトリア青	青色	淡桃色	淡桃色	淡桃色	淡赤色	軟骨基質：青色
レゾルシン・フクシン染色	紫黒色	淡桃色	淡桃色	淡桃色	淡赤色	上皮性粘液：紫黒色
エラスチカ・ワンギーソン染色	紫黒色	赤色	黄色	黄色	黒褐色	赤血球：黄色

意義

弾性線維はさまざまな部位に存在するが，臨床では主に血管疾患や癌細胞の血管浸潤の有無を確認するために利用される．また，膠原線維も染め分けるエラスチカ・ワンギーソン染色は，心筋梗塞の膠原線維化，肝硬変の膠原線維増生，腎不全の糸球体線維化，肺線維症の線維増生の確認などに利用されている．

（淺井晶子）

② マッソン・トリクローム染色
(Masson trichrome stain)

目的

マッソン・トリクローム染色は，膠原線維染色を目的とする Mallory（マロリー）染色を基に考案された染色法である．膠原線維を青色に染め，筋線維を赤，核を黒褐色に染め分けることを目的とする．得られる情報量が多く，azan-Mallory（アザン・マロリー）染色と比較し，短時間で染められる利点がある．

原理

分子量の異なる酸性色素を用い，粗密のある細胞・組織の分子構造への取り込まれ方の違いを利用して染めている．はじめに分子量の小さい色素が密な構造部位へと入り，順に，分子量の大きい色素がより粗な構造部位へと入っていくことで染色される．

*トリクロロ酢酸は潮解性と強い腐蝕性がある劇物である．取り扱いに注意する．

試薬

① 10%トリクロロ酢酸・10%重クロム酸カリウム等量混合液
    a. 10%トリクロロ酢酸水溶液
    b. 10%重クロム酸カリウム水溶液
    a, b を等量混合して使用する．

② ワイゲルトの鉄ヘマトキシリン液（用時調製）
    *「エラスチカ・ワンギーソン染色」の項（p.34）参照

③ 0.5%塩酸アルコール

④ 0.5%オレンジG液
    a. 1%酢酸水　　　　　　　　100 ml
    b. オレンジG（分子量452.4）　5 g
    1%オレンジG液を2倍希釈し，酢酸を1ml加えて使用してもよい．

⑤ 1%酢酸水

⑥ ポンソー・キシリジン，アゾフロキシン，酸フクシン混合液
    a. 1%ポンソー・キシリジン液
    b. 1%酸フクシン水溶液
    c. 0.5%アゾフロキシン液
    d. 1%オレンジG水溶液
    a を 15 ml，b〜d を 5 ml とり，100ml の蒸留水に混和し，氷酢酸（特級酢酸）を 2.5 ml 加える．

⑧ 2.5%リンタングステン酸水溶液

*アニリン青は有害性があるため製造を中止しているメーカーもある．代用としてメチル青やライト緑が利用されている．

⑦ アニリン青液
    a. アニリン青（分子量737.7）　0.4 g
    b. 蒸留水　　　　　　　　　　100 ml
    c. 氷酢酸　　　　　　　　　　8 ml
    a を b に溶解させ，c を加えて 30〜60 分間，湯煎する．室温に戻ったら濾過して使用する．

染色工程

①	脱パラフィン	キシレン	2～3槽,各5分程度	
		100・100・90・70%エタノール	各1槽	スライドが液となじめばよい
②	水洗	流水（水道水）		
③	媒染	10%トリクロロ酢酸・10%重クロム酸カリウム等量混合液	20分	長く入れすぎると核の染まりが赤みを帯びる
④	水洗	流水（水道水）	5分	
⑤	核染	ワイゲルトの鉄ヘマトキシリン液	5～10分	
⑥	分別	0.25%塩酸アルコール		軽く水洗し顕微鏡で確認.必要に応じて実施
⑦	水洗・色出し	流水（水道水）	10分以上	
⑧	染色	0.5%オレンジG液	3分	
⑨	分別	1%酢酸水	2槽	
⑩	染色	ポンソー・キシリジン，アゾフロキシン，酸フクシン混合液	20分	
⑪	分別	1%酢酸水	2槽	
⑫	媒染	2.5%リンタングステン酸水溶液	5～10分	
⑬	分別	1%酢酸水	2槽	
⑭	染色	アニリン青液	3分	過染に注意．顕微鏡で確認しながら行う
⑮	分別	1%酢酸水	2槽	
⑯	脱水	100・100・100%エタノール	各1槽	水洗せずに脱水を行う
⑰	透徹	キシレン	3槽	
⑱	封入	疎水性封入剤		

結果

☞カラー口絵 4-d

膠原線維，細網線維，糸球体基底膜，粘液，細胞分泌顆粒（好塩基性顆粒）——青色

細胞質，筋線維，線維素，細胞分泌顆粒（好酸性顆粒）——赤色

核——黒紫色～濃赤紫色

赤血球——橙黄色～深紅色

意義 臨床的には，組織の欠損修復部位や増殖性炎における線維の増生や硝子様物質の存在確認に有用である．腎臓では，腎不全や糸球体腎炎の糸球体基底膜変化（ただし，糸球体基底膜観察には PAM 染色が最も有用）や硝子様変性，尿細管上皮や基底膜の硝子化など多くの病態を把握することができる．肝臓では，ウイルス性肝炎の好酸性変性，アルコール性肝炎のマロリー小体といった細胞内変性や肝硬変の膠原線維増生などが観察できる．心臓では，心筋壊死（梗塞）による線維化が観察できる．その他，糖尿病における膵臓ランゲルハンス島の硝子化など，人体の細胞・組織を支える結合組織の状態を観察することは，診断上大切なことである．

（淺井晶子）

3 アザン・マロリー染色
(azan-Mallory stain)

目的

アザン・マロリー染色は，アザン染色ともいわれ，膠原線維染色を目的としている．マロリー染色を改良した染色法である．核染色に酸フクシンの代わりにアゾカルミンGを使用している．アニリン青とアゾカルミンGの頭文字をとり，"az-an" とされている．

原理

分子量の異なる酸性色素を用い，粗密のある細胞・組織の分子構造への取り込まれ方の違いを利用して染めている．この原理は，ワンギーソン染色やマッソン・トリクローム染色に共通している．

試薬

①10％トリクロロ酢酸・10％重クロム酸カリウム等量混合液
　＊「マッソン・トリクローム染色」の項（p.38）参照
②アゾカルミンG液
　　a. アゾカルミンG（分子量579.5）　0.1 g
　　b. 蒸留水　　　　　　　　　　　　100 ml
　　c. 酢酸　　　　　　　　　　　　　1 ml
③5％リンタングステン酸水溶液
④アニリン・アルコール
　　a. 95％エタノール　　100 ml
　　b. アニリン　　　　　0.1 ml
⑤1％酢酸アルコール
　　a. 95％エタノール　　100 ml
　　b. 酢酸　　　　　　　1 ml
⑥アニリン青・オレンジG混合液
　　a. アニリン青　0.25 g
　　b. 蒸留水　　　50 ml
　　c. オレンジG　1 g
　　d. 氷酢酸　　　4 ml

　a〜dを溶解させ，煮沸する．室温に戻ったら濾過して原液とし，2〜3倍に希釈して使用する．

染色工程

①	脱パラフィン	キシレン	2〜3槽，各5分程度	
		100・100・90・70%エタノール	各1槽	スライドが液となじめばよい
②	水洗	流水（水道水）		
③	媒染	10%トリクロロ酢酸・10%重クロム酸カリウム等量混合液	20分	長く入れすぎるとアニリン青の染まりが悪い
④	水洗	流水（水道水），蒸留水	5分	
⑤	核などの染色	アゾカルミンG	30分	56〜60℃恒温器中 室温に10分程度おいてから水洗へ移行する
⑥	水洗	蒸留水		
⑦	分別	アニリン・アルコール	数回	分別する前に染まり具合を確認し，適度な場合は手順⑩へ移行する 5%リンタングステン酸においても脱色される
⑧	分別停止	1%酢酸アルコール	1分	
⑨	水洗	蒸留水		
⑩	媒染	5%リンタングステン酸	1時間	
⑪	水洗	蒸留水		
⑫	染色	アニリン青・オレンジG混合液	30〜60分	
⑬	脱水	100・100・100 %エタノール	各1槽	水洗せずに脱水を行う
⑭	透徹	キシレン（3槽）	3槽	
⑮	封入	疎水性封入剤		

結果

☞ カラー口絵 4-e

膠原線維，細網線維，糸球体基底膜，粘液，硝子様物質，細胞分泌顆粒（好塩基性顆粒）——青色

細胞質，筋線維，核，免疫複合体，細胞分泌顆粒（好酸性顆粒）——赤色

赤血球——橙黄色〜深紅色

意義

マッソン・トリクローム染色と同様である．アザン・マロリー染色では細胞核も赤色に染色されることから，情報量が減少する．

文献（Ⅱ-3-①②③）：
1) *Medical Technology* 別冊／新 染色法のすべて．1999，7〜18．
2) *Medical Technology* 別冊／染色法のすべて．1988，20〜23，25〜28，31，32．
3) 日常染色法ガイダンス 2001．医学書院，2001，640〜661．
4) 浅野伍朗監修：診断・研究のための病理技術詳解 2. 染色法．藤田企画出版．
5) 松原　修ほか：臨床検査学講座　病理学／病理検査学．医歯薬出版，2000．

（淺井晶子）

4 鍍銀染色

A. 渡辺の鍍銀変法
(silver impregnation for reticulin fiber Watanabe's method)

目的

線維性結合組織の中の細網線維（格子線維・好銀線維）を，好銀性を利用して黒く染め出す．褐色に染まる膠原線維と区別することにより，組織の基本構築，上皮性・非上皮性腫瘍の分類，線維化の進行度の状況などを知る．

実習事前準備

①「鍍銀染色とその種類について」のプレレポートを提出する．
②使用器具の漬け置き洗い，蒸留水洗浄，染色液，脱パラ・脱水徹列などを確認する．
③切片を用意する（脾，肝，リンパ節：6～8 μm）．

実習目標

①時間的配分，試薬確認，染色操作注意，廃液処理までの流れを考えて行う．
②鍍銀染色の代表的な染色操作を通して原理・特徴・注意点などを習得する．
③細網線維・膠原線維の特徴を脾臓，肝臓の組織を通して理解する．

検討課題

①鏡検し，スケッチする．
②切片の厚さの違いによる染色性について考察する．
③染色法の原理について考察する．

原理

酸化：細網線維を浮き出し，銀顆粒の沈着を高める．
還元：色抜き．
増感：鉄イオンが組織内のアミノ基などを引き出し，銀の親和性を増加する．
銀アンモニア錯体反応・鍍銀：酸化で生じたアルデヒドが銀アンモニア錯体中の銀イオンを還元し，生成した金属銀の微粒子が組織に沈着する．
分別：余分な組織上の銀顆粒を除く．
還元：金属銀として沈着する．
調色：塩化金で銀粒子の上に金が沈着する．
定着：余分な銀を溶出除去する．

試薬調製

蒸留水を使用する（当日以外のものは前もって作製しておく）．
① 0.5%過マンガン酸カリウム水溶液
② 2%シュウ酸水溶液

③ 2％鉄ミョウバン水溶液

④ 還元液（ホルマリン原液1ml＋2％鉄ミョウバン水溶液2ml＋蒸留水97ml）

⑤ N・Fアンモニア銀液（混合液の作製）（107.6ml組成）

　……a〜dの順に混合

　　a. 8％硝酸アンモニウム水溶液　　14ml
　　b. 蒸留水　　　　　　　　　　　70ml
　　c. 4％水酸化ナトリウム水溶液　　16ml
　　d. 10％硝酸銀水溶液　　　　　　7.6ml

硝酸銀液を加えると黒灰色に濁るが，攪拌すると透明になる．透明にならなければ，やり直す．

⑥ アンモニア銀液（組成液a, b, c）の作製

　　a. 8％硝酸アンモニウム水溶液（試薬・特級）
　　b. 4％水酸化ナトリウム水溶液（試薬は新鮮なもの）
　　c. 10％硝酸銀水溶液

⑦ 0.2％塩化金水溶液（1％塩化金液を保存，使用時希釈）

　……作製法はデモをする．何回でも使用可．

　1gのガラスアンプル入りの塩化金酸をよく蒸留水で洗浄し，アンプルにカッターで傷をつけたあと，洗浄ずみの大きめの褐色試薬ビン内に入れ，振って割り，100mlの蒸留水を加えて混和．上清を使用．

⑧ 写真用酸性硬膜定着液（コダックの処方）……使用時5倍希釈

　温水（約50℃）600mlにチオ硫酸ナトリウム240g，亜硫酸ナトリウム15g，28％酢酸48ml，ホウ酸8g，カリウムミョウバン15gを溶かしたあと，全量1,000mlとする．

参考：＜渡辺のアンモニア銀液作製法（アンモニア滴下法）＞

① 10％硝酸銀水溶液10mlに4％水酸化ナトリウム（カリウム）水溶液5mlを加えると黒色沈殿物が出現する．

② 混和しながら28％アンモニア水をピペットで1滴ずつ5滴滴下し，黒褐色沈殿顆粒が1〜2粒残る程度（完全消失前）で止め，蒸留水で100mlとする．

染色工程 金属製のものを使用しないこと．直射日光も避ける．

①	パラフィン切片確認 （脾臓，肝臓，リンパ節など） 6〜8μm	剝離防止コーティングスライド使用
②	脱パラフィン・流水洗・蒸留水	これ以降，金属性のものの使用禁止
③	酸化 0.5％過マンガン酸カリウム水溶液　5分	
④	ドーゼで流水洗　3分→蒸留水	
⑤	還元 2％シュウ酸水溶液で色抜き	2分を超えない 水道水で反応を止める

⑥	ドーゼで流水洗　3分→蒸留水	
⑦	増感 2％鉄ミョウバン水溶液	50秒（1分を超えない）
⑧	ドーゼで流水洗　3分→蒸留水　2分，2回	
⑨	鍍銀（アンモニア錯体結合） アンモニア銀液　5～10分	・廃液は塩酸滴下し，塩化銀（AgCl）にする ・窒化銀（AgN）形成し，摩擦・衝撃で爆発のおそれ
⑩	分別 95％エタノール　1秒間	（白いモヤモヤを観察）
⑪	還元 還元液　1分	液製作直後は1分間動かさない （茶色いモヤモヤが出る） 切片全体：茶褐色 細網線維：黒色
⑫	流水洗　3分→蒸留水	
⑬	置換・調色 0.2％塩化金水溶液　10分～一晩	全体が紫がかってくる
⑭	流水洗　3分→蒸留水	
⑮	2％シュウ酸水溶液　1分	紫色が増し，染め分け鮮明
⑯	流水洗3分→蒸留水	以後，ピンセット使用可
⑰	定着 5倍希釈・酸性硬膜定着液　1分 （もしくは1％チオ硫酸ナトリウム水溶液）	膠原線維との区別
⑱	流水洗　3分	
⑲	脱水・透徹・封入	キシレンに長く入れない 銀が溶出する

結果　☞カラー口絵5-a，b．スケッチにより具体的に示す

細網線維（格子線維，好銀線維）──黒色

膠原線維──赤紫～褐色．

核──えんじ色～黒色

赤血球──明るいえんじ色

意義　腫瘍（上皮性腫瘍と非上皮性腫瘍）の鑑別や肝硬変などの線維化の進行度の診断などに有用である．

B．PAM染色（矢島変法）
〔periodic acid methenamine silver stain (Yajima's method)〕

目的

腎糸球体基底膜・細網線維・血管基底膜など繊細な線維を明瞭に染め出し，後染色にHE染色を行うため，同時に核・細胞質・結合組織の状態を知ることができる．特に腎糸球体病変の詳細な解明に欠かせない．

・腎以外では肺・脾・骨・リンパ節などに適する．

・1～2μmの薄い切片を用いるため電顕にも応用できる．

> **実習事前準備**

① 「鍍銀染色とその種類について」のプレレポートを提出する.
② 使用器具の漬け置き洗い，蒸留水洗浄，染色液，脱パラ・脱水透徹列などを確認する.
③ 切片を用意する（腎：2μm）.
④ スケッチの下書きを行う（腎糸球体周辺）.

> **実習目標**

① 時間的配分，試薬調製，染色操作，廃液処理までの流れを考えて行う.
② 腎疾患診断に必要な染色のため，染色操作を通して原理・特徴・注意点を習得する.
③ スケッチにより腎糸球体の基底膜，その他の基底膜の区別を確認する.

> **検討課題**

① 鏡検し，スケッチする.
② 切片の厚さの違いによる染色性について考察する.
③ 渡辺の鍍銀法との相違点について考察する.

原理 基底膜の多糖体蛋白を酸化し生じたアルデヒド基にメセナミン銀錯体を作用させ，イオン化の弱い金に置換し安定化するとされるが，物理化学的な反応も関与し，複合的である.

器具 ・パラフィン溶融機または孵卵器

試薬調製
① 0.5％過ヨウ素酸液
② 2％シュウ酸水溶液
③ メセナミン銀液（混合液）　105 ml
〔3％メセナミン（ヘキサメチレンテトラミン）液 50 ml＋5％硝酸銀液 5 ml→蒸留水を加えて 100 ml＋5％ホウ砂 5 ml〕
メセナミン銀液の組成液（a，b，c 液）
　a. 3％メセナミン（ヘキサメチレンテトラミン）液　300ml
　b. 5％硝酸銀液　50ml（冷蔵庫保存可）
　c. 5％ホウ砂（ホウ酸ナトリウム）液　50ml〔加温スターラー（36℃）利用〕
④ 還元液（ジョーンズの補強液）
　組成：2％シュウ酸水溶液 100 ml＋ホルマリン原液 1 ml
⑤ HE 染色で使用——カラッチのヘマトキシリン液，エオジン液
⑥ 0.2％塩化金液（渡辺の鍍銀法と共有）
⑦ 写真用酸性硬膜定着液　1,000 ml（渡辺の鍍銀法と共有）

＊染色直前に作製し，脱パラ中に60℃のパラフィン溶融器に入れる.

染色工程		
①	切片確認（腎） 2μm	これ以降，金属性のものの使用禁止
②	脱パラフィン 流水洗・蒸留水2回	
③	酸化 0.5％過ヨウ素酸水溶液　5分	
④	蒸留水3回	丁寧に
⑤	鍍銀 メセナミン銀液　60℃溶融器内染色 （加温染色：30〜60分）	15分くらい前に60℃の溶融器でメセナミン銀液を温めておく
⑥	室温に戻し，蒸留水	剥離防止
⑦	還元 ジョーンズ補強液で切片を2〜3回上下させる	（切片：淡褐色）
⑧	流水洗　3分 蒸留水　3回	この間に切片の汚れを拭き取る
⑨	置換・調色 0.2％塩化金液　10分〜一晩	（切片：紫色）
⑩	流水洗　3分 蒸留水　3回	
⑪	定着 5倍希釈写真用酸性硬膜定着液　5分	過染の場合は長めに
⑫	流水洗　3分→蒸留水	
⑬	HE染色（鍍銀染色との違い） ・カラッチのヘマトキシリン液　5〜10分 ・色出し　3分 ・エオジン液　10分〜一晩	切片も薄く，染色性も低下しているので長めに染める．特にエオジンは色がのりにくい
⑭	脱水・透徹・封入	

*加温染色中のポイント
・10分間隔で様子をみる．
・切片を上下して気泡を取る．
・淡褐色になってきたら5分間隔で様子をみて，染まり具合により一度蒸留水で軽く水洗し，鏡検する．
「室温戻し」でも染まるので，過染しないよう注意する．
**鏡検の目安
血管壁の基底膜が黒くなってきたら，10分くらいで腎糸球体の基底膜が染まり始まる．
太い血管基底膜，尿細管上皮基底膜，ボウマン嚢基底膜，糸球体基底膜の順

結果

☞ カラー口絵 5-c, d．スケッチにより具体的に示す．

基底膜，細網線維——黒〜黒褐色

膠原線維——赤褐色

核——濃青色

赤血球——赤色

意義

糸球体腎炎，特に膜性腎症の診断に有用である．

文献
1) 松原　修ほか：臨床検査学講座　病理学／病理検査学．医歯薬出版，2000．
2) *Medical Technology* 別冊／新 染色法のすべて．1999．
3) 高木　實：よくわかる病理組織細胞学．金原出版，2004．
4) 日本病理学会編：病理技術マニュアル3　病理組織標本作製技術・下巻　染色法．医歯薬出版，1981．

（熊谷佑子・横尾智子）

4 脂質の染色

II 病理組織染色法

実習事前準備

①生体内の中性脂肪の分布を述べることができる．
②心臓，血管，肝臓，肺，腎臓，皮膚の正常組織構造を説明することができる．
③脂肪変性が起こる原因を述べることができる．

実習目標

①染色手順を把握し，きれいな染色標本を作製することができる．
②各種染色液の意義をふまえて，染色液を作製することができる．
③染色標本を鏡検し，染色結果の適否を評価できる．
④廃液の処理について説明できる．

検討課題

①染色標本を鏡検，スケッチし，染色法の意義を確認する．
②脂肪肝および腎細胞癌の病理形態像について考察する．

染色法の種類

脂質の染色法には，① Sudan（ズダン）Ⅲ染色，② Sudan black（ズダン黒）B染色，③ oil red（オイル赤）O染色，④ Nile blue（ナイル青）染色などがある．①〜③それぞれの染色法においては，個々の脂質成分（中性脂肪・リン脂質・糖脂質など）がほぼ同色調に染まることから，それらを鑑別するのは困難である．一方，④ナイル青染色は中性脂肪と他の脂質成分の染め分けが可能である．なお，組織学的に重要なのは中性脂肪である．

通常の脂肪染色では，10%〜20%ホルマリンで固定した組織を凍結させ，クリオスタットで5〜10μmに薄切した凍結切片を用いる．パラフィン切片は，その作製過程で使用する有機溶剤により，組織内の脂質が溶出するので使用できない．

クリオスタットによる凍結切片作製法

①ホルマリンで固定した検索組織を厚さ3mm以下，縦横10mmに切り出し，軽く水洗し，組織表面の水分をキムワイプなどで拭き取る．
②プラスチック製包埋皿（クリオモールドなど）の底部に水性包埋剤（OCTコン

パウンドなど）を滴下し薄く敷き，その上に組織片をセットする（薄切面は下）．
③セットした組織片の上に包埋剤をさらに滴下し，組織片全体を完全に包埋する．
④包埋した組織片を液体窒素やクリオスタット内の冷却装置にて迅速に凍結する．
⑤凍結組織片を凍結接着させた試料台（オブジェクト・ホルダー）をクリオスタットのチャックに固定し薄切を行う．
⑥作製した凍結切片はスライドガラスに貼り付け，冷風で乾燥固着させる．

* 凍結速度が迅速であるほど，組織の損傷が少ない．

* クリオスタット庫内の温度は，ホルマリン固定組織の場合，−20℃前後が薄切しやすい．温度が低すぎると，切片にスダレやヒビ割れを生じることがある．

* 固定ずみ組織の凍結切片の作製にはコーティング・コートスライドガラスの使用が望ましい（無処理のものでは，スライドへの組織の貼り付きが弱く，染色中に剥離しやすい）．

* クリオスタット内では生の生体材料を取り扱うことが多いので，ゴム手袋とマスクを着用し，感染防止に努める．

1 ズダンⅢ染色 (Sudan Ⅲ stain)

目的

中性脂肪の代表的な染色法で，主として組織内の中性脂肪を確認，証明するために用いられる．

原理

脂溶性色素のズダンⅢは水に難溶でエタノールに溶けやすい．一方，脂肪成分はエタノールに溶けやすい．そこで，脂肪成分をわずかだけ溶かす程度の70％エタノールにズダンⅢを溶解した染色液に脂肪組織を作用させると，ズダンⅢが一定の分配率に従ってエタノールより脂肪内部へと滲入していく．このような染色機構を物理的染色法という．

試薬調製

①ズダンⅢ染色液（ズダンⅢ70％アルコール飽和液：Daddi液）
広口ビンにズダンⅢ 2 gと70％アルコール100 mlを入れ，60℃の恒温器に一晩放置する（ときどき振盪）．その後，室温に戻して保存液とする．染色液は使用ごとに染色温度（37℃）と同じくらいに加温し，必ず濾過して使用する．

②マイヤーのヘマトキシリン液（p.28「ヘマトキシリン・エオジン染色」の項を参照）

染色工程

①	蒸留水	30秒，2回	OCTコンパウンドを除去する．なお，15～20回の出没でも除去できる
②	50％エタノール	30秒	
③	ズダンⅢ染色液	37℃，30～60分	切片スライドを染色液に入れる際は3～5回出没後に所定時間だけ静置する．また，エタノールの蒸発（染色液の濃縮と針状結晶の析出）を防止するために，染色中は必ずドーゼの内蓋・外蓋をする
④	50％エタノール	3分	脂質成分以外の周囲の組織についた余分のズダンⅢを洗い流す
⑤	精製水	2分，2回	切片を水になじませる
⑥	マイヤーヘマトキシリン	5分	通常のパラフィン切片に比べて過染しやすいので短時間でよい
⑦	流水水洗	2～3分	水洗の過程で必ず鏡検し，核の染まり具合や共染の有無を確認する
⑧	水溶性封入剤で封入		グリセリン・ゼラチン（加温が必要）などの水溶性封入剤を用いる．なお，切片がぬれた状態で封入すると気泡が入りにくい

ズダンⅢの構造式

結果

中性脂肪—橙黄色～橙赤色
細胞核——青藍色

意義

ズダンⅢ染色は脂肪肝・脂肪性肝硬変・脂肪腫・脂肪肉腫・腎細胞癌などの診断根拠として有用である．これらの疾患に共通してみられるのは脂肪変性である（☞**カラー口絵6**-a，b，c）．

（北野正文）

2 ズダン黒B染色 (Sudan black B stain)

目的

組織内の中性脂肪ならびにリン脂質を確認,証明するために用いられる.

原理

他のジアゾ系ズダン色素と同様な機序であるが,-OH基をもたないため塩基性染料として働き,中性脂肪のほかにリン脂質も染色することができる.

試薬調製

①ズダン黒B染色液

広口ビンにズダン黒B 100 mgと70％エタノール100 mlを入れ,60℃の恒温器にて一晩放置.

冷却後,濾過して用いる.作製後2～3週間で染色性が低下するので,必要量を使用時に調製するのがよい.

②ヌクレアファースト赤(ケルンエヒトロート)染色液(p.56「アルシアン青染色」の項参照)

染色工程

①	蒸留水	30秒,2回	
②	50％アルコール	60秒	
③	ズダン黒B染色液	37℃,20～40分	ときどき鏡検し,過染色に注意
④	50％エタノール	3分,2回	背景が白くなるまで十分に行う
⑤	蒸留水	2分	
⑥	ヌクレアファースト赤染色液	5分	
⑦	流水水洗	2分	
⑧	水溶性封入剤で封入		

＊染色上の注意点は「ズダンⅢ染色」に準ずる.

ズダン黒Bの構造式

結果 中性脂肪,リン脂質——暗青色～黒色(☞**カラー口絵6-d**)
細胞核——桃赤色

意義 「ズダンⅢ染色」の項(p.51)を参照.

文献(Ⅱ-4-①②):
1) 高木 實:よくわかる病理組織細胞学. 金原出版, 274～277, 2004.
2) 今井 大ほか:カラーアトラス基礎組織病理学(第4版). 西村書店, 183, 2004.
3) 松原 修ほか:臨床検査学講座 病理学/病理検査学. 医歯薬出版, 301～304, 2008.
4) 浅野伍郎:診断・研究のための病理技術詳解 2. 染色法. メディカグローブ, 2002.
5) 高橋清之ほか:病理組織染色ハンドブック. 医学書院, 62～64, 2004.
6) 田口孝爾ほか:臨床検査技術学 病理学・病理検査学(第2版). 医学書院, 164～166, 2001.
7) *Medical Technology* 別冊/新染色法のすべて. 医歯薬出版, 42～49, 1999.
8) 大西俊造ほか:病理検査のすべて. 文光堂, 48～49, 2002.
9) 検査と技術編集委員会編:病理組織・細胞診のための日常染色法ガイダンス. 検査と技術, 29(7):841～853, 2001.
10) 坂本穆彦ほか:標準病理学. 医学書院, 543～544, 2010.
11) 長村義之ほか:NEWエッセンシャル病理学. 医歯薬出版, 45～46, 2009.

(北野正文)

5 多糖類の染色

II 病理組織染色法

1 PAS 反応
(periodic acid Schiff reaction)

目的

病理診断における多糖類証明の意義は，主として腺上皮系細胞から発生した癌細胞のムチンの検出や，腫瘍病変における癌細胞の浸潤の有無，さらには腎糸球体基底膜病変の観察や真菌・赤痢アメーバなどの検出にある．近年は酵素抗体法の普及により，PAS 反応や alcian blue（アルシアン青）染色によって病理診断の最終判断が行われることは少なくなってきているが，消化管生検，子宮頸部生検，腎生検などでは HE 染色標本と組み合わせて用いられる．

実習事前準備

組織学アトラスなどの成書で正常の組織・細胞像を復習しておく．

実習目標

①染色原理が理解できる．
②染色過程を順を追って説明でき，実施できる．
③できあがった標本を観察して，標本の適否の評価ができる〔正常腺上皮や印環細胞癌などの PAS 反応陽性ムチン（粘液）の存在が指摘できる〕．

検討課題

①肝臓組織（可能ならエタノールまたはカルノア固定材料を使用する）切片の唾液消化後，PAS 反応を試みる．
②胃・小腸・大腸のそれぞれの組織切片を用いて，アルシアン青 pH 2.5-PAS 重染色，PAS-アルシアン青 pH 2.5 重染色を試みる．
③染色標本を観察し，PAS 反応陽性組織部位をスケッチする．

図Ⅱ-6 パラローズアニリンからSchiff試薬の生成

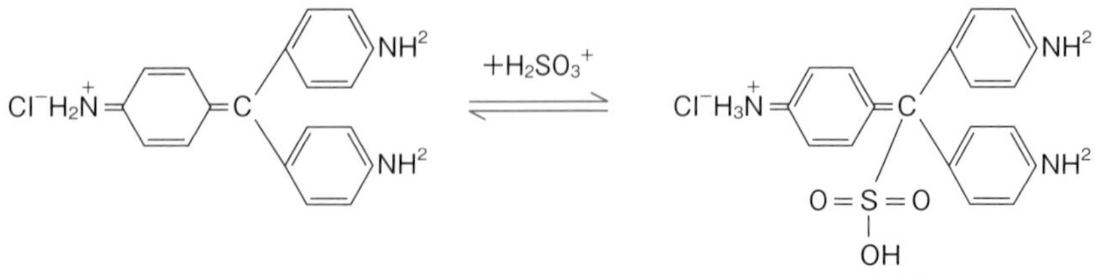

図Ⅱ-7 PAS反応の原理

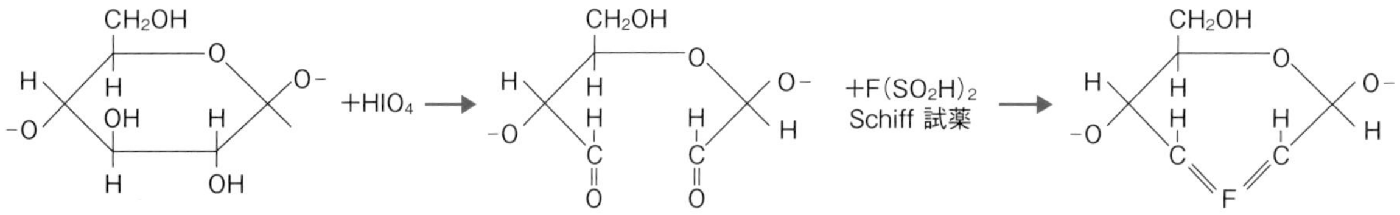

| 原理 | 糖質を過ヨウ素酸で酸化して，生じたアルデヒド基をシッフ（Schiff）試薬（図Ⅱ-6）で検出することに基づいている（図Ⅱ-7）．過ヨウ素酸は，近接する水酸基［1：2グリコール基，(-CHOH-CHOH-)］，近接する水酸基とアミノ基［1：2アミノアルコール基（-CHOH-CHNH-)］，あるいはその酸化物［(-CHOH-CO-)］などの炭素鎖（C-C）結合を開裂してジアルデヒド（dialdehyde）を生成する．さらに，不飽和脂肪酸の二重結合（-CH=CH-）も酸化する．しかし，近接水酸基以外は酸化時間を延長する必要があるので，通常のPAS反応の条件下では酸化されない． |

| 試薬調製 | ①1％過ヨウ素酸液
②シッフ試薬（Mowryの処方）
　塩基性フクシン（パラローズアニリン塩酸塩）　　2 g
　亜硫酸ナトリウム（Na_2SO_3）　　　　　　　　　5 g
　（または二亜硫酸ナトリウム（$Na_2S_2O_5$）　　　3.8 g）
　濃塩酸　　　　　　　　　　　　　　　　　　　　8 ml
200 mlの三角フラスコに蒸留水192 mlをとり，亜硫酸ナトリウム，濃塩酸を溶解し，最後に塩基性フクシンを入れ，スターラーで一晩撹拌する．麦黄色となって溶解する（用いる試薬により不純物が多く，麦黄色とならない場合もあるが無視する）．活性炭を1 g入れ，10分撹拌し，濾過する．無色透明になる．
③亜硫酸水：シッフ試薬の処方からパラローズアニリンを除いたもの．
　蒸留水　192 ml |

染色工程

①	脱パラフィン	「共通工程」（p.21）参照	
②	水洗	流水中（水道水）	3分
③	前処理	1％過ヨウ素酸液	10分
④	水洗	流水中（水道水）／蒸留水	5分／3回交換
⑤	シッフ反応	シッフ試薬	10分
⑥	分別	亜硫酸水	3分（3回交換）
⑦	水洗（色出し）	流水中（水道水）	5分
⑧	核染色	マイヤーヘマトキシリン液	2～3分
⑨	色出し	流水中（水道水）	5～10分
⑩	脱水	100％エタノール	各2～3分（3～4槽）
⑪	透徹	キシレン	各3分
⑫	封入	疎水性封入剤	

シッフ試薬は酸性液で腐食性があるので，金属カゴは使用しないほうがよい．使用する場合は樹脂製のものを使用する．

染色操作は刺激臭の亜硫酸ガスを発生するため，ドラフト内で行う．また，特にシッフ試薬は無色透明な液なので手袋を着用するとともに，作業周囲を汚さないように注意する．

■ グリコーゲンの証明

＜唾液消化法＞

脱パラフィン切片に唾液をかけ，37℃湿潤箱内で10分間反応させる．または，α-アミラーゼを0.1 Mリン酸緩衝液 pH 6.8 に溶解（10 mg/ml）し，37℃湿潤箱内で1～4時間反応させる．反応の際，グリコーゲンの溶出を防ぐため，脱パラフィン（純エタノールまで）した切片をセロイジン膜で被覆する．セロイジン膜被覆法はスライドガラスを0.5～1.0％セロイジン液（エーテルとエタノールの等量混合液）に2～3分浸漬したあと，取り出して垂直に立てて乾燥し，70％エタノールに2～3分浸漬する（セロイジンを硬化させるため）．

結果

PAS反応陽性物質は赤紫色に染色される（☞**カラー口絵7-a，b**）．
病理標本で対象となる陽性物質（部位）はグリコーゲン顆粒，消化管，気管支，子宮頸部などの杯細胞の分泌するムチンあるいは吸収上皮などにみられる刷子縁，基底膜，真菌，赤痢アメーバなどである．

文献：
1) 羽山正義ほか：PAS反応．月刊 Medical Technology 別冊／最新染色法のすべて，136～143，2011．

（羽山正義・亀子文子）

2 アルシアン青染色
(alcian blue stain)

目的

腸や気管・気管支の杯細胞などの上皮性粘液であるシアロムチンやスルホムチンと，結合組織・大動脈・臍帯などの間葉系のコンドロイチン硫酸，ヘパラン硫酸などの酸性粘液多糖類を染める．コロイド鉄染色，toluidine blue（トルイジン青）染色による異染色性（メタクロマジー）の確認も同じ目的である．

原理

アルシアン青は，銅を含むフタロシアニン系の塩基性色素で，pH 7.0 以下の酸性領域においてのみイオン化し，陰性荷電を有する物質と結合する．pH 1.0 以下のアルシアン青液は硫酸基としか反応しないが，pH 2.5 ではカルボキシル基および硫酸基の両方と反応する．

試薬調製

①アルシアン青液（pH 2.5）
  alcian blue 8 GX   1.0 g
  3％酢酸水   100 ml
②アルシアン青液（pH 1.0）
  alcian blue 8 GX   1.0 g
  0.1 N 塩酸水   100 ml
③ケルンエヒトロート液
  ケルンエヒトロート 0.1 g と 5％硫酸アルミニウム水溶液を加温溶解し，使用直前に濾過する．

X＝オニウム基

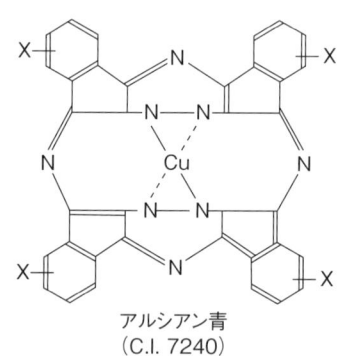

アルシアン青
（C.I. 7240）

染色工程

①	脱パラフィン，流水水洗
②	3％酢酸水で洗浄
③	アルシアン青液　30 分 3％酢酸水で洗浄
④	流水水洗
⑤	ケルンエヒトロート液　2〜5 分　（核を後染色）
⑥	流水水洗
⑦	脱水，透徹，疎水性封入剤で封入

| 結果 | アルシアン青pH2.5：スルホムチン，ヒアルロン酸，コンドロイチン硫酸，ヘパリン，ケラト硫酸などの酸性粘液多糖類が鮮明な青に染まる．
アルシアン青pH1.0：シアロムチンは陰性で，他はアルシアン青pH 2.5と同じ結果．核・線維などはケルンエヒトロートで桃色． |

| 意義 | シアロムチンやスルホムチンを産生する上皮性の癌，滑膜肉腫，悪性中皮腫はヒアルロン酸を産生することがあり，ヒアルロニダーゼ消化試験で鑑別する．アルシアン青は酸化に強くPAS反応との重染が可能である（AB-PAS）．中性粘液は赤，酸性粘液は青〜赤紫に，同一切片上で染色されるので，腸上皮化生胃粘膜，胃癌の診断に有用である．また，*Cryptococcus*は，細胞壁がPAS反応で赤く，莢膜と粘液が青く染まる．高鉄ジアミン（high iron diamine）との重染（HID-AB）では，シアロムチンが青く，スルホムチンが黒く染まる．これは，大腸癌や大腸絨毛腺腫の診断に有用である（☞**カラー口絵8**）． |

（吾妻美子）

付：アルシアン青pH2.5-PAS重染色

目的

アルシアン青染色とPAS染色は，病理検査室の現場では多くの場合，腎生検やグリコーゲンの証明，術中迅速診断以外は，重染色として行われる．

染色理論

分子量の小さいalcian blue（アルシアン青）色素を先に結合させ，のちに分子量の大きいシッフ色素を結合させる．理由は，分子量の大きいシッフ色素が結合したあとでは，分子量の小さいアルシアン青色素は陰性荷電への到達が阻害（立体阻害）される可能性が高くなるためである．

染色手順

アルシアン青pH 2.5染色を行ったあと，蒸留水で軽く洗い，過ヨウ素酸液に浸漬し，後続のステップを継続する．「アルシアン青pH 2.5染色法」はp.56参照．

文献：
1) 羽山正義ほか：アルシアン青-PAS重染色．月刊 *Medical Technology* 別冊／最新染色法のすべて，143〜150, 2011.

（羽山正義）

3 Mayer のムチカルミン染色
(mucicarmine stain)

目的

アルシアン青染色同様，上皮性粘液や多糖類を主成分とする莢膜の発達した病原体である *Cryptococcus*, *Phinosporidium*, *Blastomyces* の検出.

原理

ムチカルミンはエンジムシを乾燥粉末にした紅色無臭の動物染料．硫酸アルミニウムカリウム（カリミョウバン）を媒染剤とし，Al^{3+} と水解により生ずる H^+, $(AlOH)^{2+}$, $[Al(OH)_2]^+$ などの結合により正に帯電し，負電荷の高い酸性粘液が赤く染まる．

試薬調製

①ムチカルミン原液

カルミン（Merck または Chroma）1.0 g に無水塩化アルミニウム 0.5 g，蒸留水 4 ml を磁性の蒸発皿に入れて，濃暗赤色になるまで弱火で焦がさないように加温溶解する．冷却後，50％アルコール 100 ml を少量ずつ加え溶解させる．24 時間放置後，冷暗所に保存し原液とする．使用時，蒸留水または水道水で 10 倍希釈，濾過して使用する．

染色工程

①	脱パラフィン，水洗
②	マイヤーのヘマトキシリンで核染色　10〜15 分
③	水洗，色出し
④	ムチカルミン液　30 分
⑤	水洗
⑥	脱水，透徹，封入

結果

アルシアン青陽性物質が桃色〜赤色に染まる．

意義

Cryptococcus, *Phinosporidium*, *Blastomyces* 感染症の診断に有用である．

（吾妻美子）

II 病理組織染色法

6 核酸の染色

目的

これまで，デオキシリボ核酸（DNA）およびリボ核酸（RNA）染色法の病理診断への応用は，DNAの定量，サイトメガロウイルス感染細胞の証明，形質細胞腫の確認などを目的として行われてきた．しかし今日では，免疫組織化学的染色法の普及により，その価値はほとんど見出せなくなっている．光学顕微鏡下（明視野）で核酸を証明または識別する主な方法は，次のFeulgen（フォイルゲン）反応，methyl green-pyronin（メチルグリーン・ピロニン）染色，Schiff-methylene blue（シッフ・メチレンブルー）染色などである．フォイルゲン反応は，化学反応論に基づいた組織化学的染色法として，DNAの証明にきわめて特異性が高く，顕微蛍光測光が可能なため，DNAの定量反応として用いられる．メチルグリーン・ピロニン染色は，メチルグリーンとピロニンの2種類の色素を用いて，DNAを青緑色およびRNAを赤色に染め分ける方法として用いられてきた．しかし，この方法はフォイルゲン反応のようにDNAに対する特異性があるとはいえず，またRNAに対しても同様に特異性はない．特異性を高めるためにはDNaseあるいはRNaseなどの酵素消化を併用する必要がある．

なお，本項でフォイルゲン反応を取り上げた理由は，本反応がDNAの検出にきわめて特異性が高い反応であること，また，PAS反応の原理を深く理解してもらうためである．

1 フォイルゲン反応 (Feulgen reaction)

実習事前準備

核酸の分子構造を学習しておく．

実習目標

①染色原理が理解できる．PAS反応における染色原理との違いを理解する．
②染色過程を順を追って説明できる．

> **検討課題**
>
> 塩酸による処理時間を，最適時間と短時間（3分）の二通り試みる．

原理　染色過程は塩酸による加水分解処理とシッフ反応の2段階からなっている．DNAは，酸で加水分解すると徐々にプリン塩基が選択的に切り離されてアプリン酸（プリンを含まない酸）となり，デオキシリボースが露出される．デオキシリボースはアルデヒド型の異性体のかたちをとるため，シッフ試薬を反応させるとアルデヒド・シッフ試薬複合体を形成（共有結合）し，可視化される．

試薬・調製
① 1N 塩酸水
　　濃塩酸　　8.4ml
　　蒸留水　　91.6ml
② シッフ試薬
　　PAS反応と同じ
③ 亜硫酸水
　　PAS反応と同じ

染色工程

①	脱パラフィン	「共通工程」(p.21) 参照（切片の厚さ3～4μm）	
②	水洗	流水中／脱イオン水	5分／3回交換
③	前処理	1N 塩酸水	10分（厳密に60℃，恒温槽を用いる）
④	水洗	流水中（水道水）／脱イオン水	5分／3回交換
⑤	シッフ反応	シッフ試薬	10～30分（室温）
⑥	分別	亜硫酸水	3分（3回交換）
⑦	水洗（色出し）	流水中（水道水）	5分
⑧	脱水	100%エタノール	各2～3分（3～4槽）
⑨	透徹	キシレン	各3分（3槽）
⑩	封入	疎水性封入剤	

結果　DNA（核クロマチン）は赤紫色に染色される．真菌など原核生物の核，サイトメガロウイルスなどの封入体なども染色される（☞**カラー口絵9**）．

文献：
1) 冨永　晋：フォイルゲン反応．月刊 *Medical Technology* 別冊／最新染色法のすべて, 38～39, 2011.

（羽山正義・亀子文子）

7 アミロイド染色 (amyloid stain)

II 病理組織染色法

目的

アミロイドはヨウ素反応を示すことから類デンプンと考えられていたが，近年，X線回折や電子顕微鏡による観察の結果，β構造を有する線維性蛋白が主成分であることがわかった．アミロイドは，血管壁，実質細胞周囲，組織間隙などの細胞外に沈着し，種々のアミロイドーシスが発症する（表II-7）．アミロイドは生化学的検査では特異的な変化を呈しないため，病理学的検査がアミロイドーシスの確定診断となる．

アミロイドの検査法

①**コンゴー赤染色**（Congo red stain）：現在の標準的方法である．皮膚や微量のアミロイドには，ダイレクト・ファースト・スカーレット（direct fast scarlet；DFS）染色やDylon（ダイロン）染色がより強く染まる．ダイロン染色は，簡便で染色性も優れている．これらの染色陽性部位は複屈折を示し，偏光顕微鏡（簡易な偏光板を通常の光学顕微鏡に取りつけても観察可能）で黄緑ないし

表II-7 代表的なアミロイドーシス

アミロイドーシスの病型	アミロイド蛋白	前駆体蛋白
I．全身性アミロイドーシス		
①免疫グロブリン性（多発性骨髄腫）		
ALアミロイドーシス	AL	L鎖（κ, λ）
AHアミロイドーシス	AH	IgG_1（γ_1）
②反応性AAアミロイドーシス	AA	アポSAA
③遺伝性アミロイドーシス	ATTR	トランスサイレチン（遺伝子変異）
④透析アミロイドーシス	$A\beta_2 M$	β_2-ミクログロブリン
⑤野生型TTRアミロイドーシス	ATTR	トランスサイレチン（加齢など）
II．限局性アミロイドーシス		
①脳アミロイドーシス		
アルツハイマー型認知症	$A\beta$	$A\beta$前駆体蛋白（$A\beta PP$）
クロイツフェルト・ヤコブ病	APrP	プリオン蛋白（PrP）
②内分泌アミロイドーシス		
甲状腺髄様癌	ACal	（プロ）カルシトニン
2型糖尿病・インスリノーマ	AIAPP	IAPP（アミリン）
③皮膚アミロイドーシス	AD	ケラチン

は緑色偏光を観察し確認する．
②トルイジン青，クリスタル紫，メチル紫のような塩基性タール色素による**メタクロマジー**．
③チオフラビン S，チオフラビン T の**蛍光染色**．
④抗 AA アミロイド，抗 AL アミロイド，抗 β_2-ミクログロブリン，抗トランスサイレチン軽鎖などの抗体を用いた**免疫組織化学染色**．
⑤**電子顕微鏡**で直径 7～15nm の分岐のない細線維構造を確認する．

1 コンゴー赤染色
〔Congo red stain（Pachtler-Sweat 法）〕

目的
アミロイドーシス診断の標準的方法である．

実習事前準備
①アミロイド陽性組織のパラフィン切片（厚さ 4～8μm）を準備する．
②アミロイド陽性部位の色調を，アトラスや陽性対照標本を鏡検し確認する．

実習目標
①アミロイド染色の臨床的意義を理解する．
②試薬作製や染色手技を習得する．
③偏光顕微鏡の観察法を学ぶ．

検討課題
①アミロイド沈着部位が HE 染色ではどのように観察できるか対比して考察する．
②硝子様変性との鑑別についても検討する．
③ AA アミロイドと AL アミロイドの鑑別をする．

原理　染色原理は明らかではないが，アルカリ性コンゴー赤はアミロイドに対して吸着される．

試薬・機器
①コンゴー赤：80％アルコール 100ml にコンゴー赤 0.12～0.2 g を完全に溶解させ，さらに 1.0～1.5 g の食塩（特級）を加えて一晩攪拌．使用前，濾過した 100 ml に対し，1.0 ml の 0.1％ NaOH を加える（pH 10～11）．
②媒染液：食塩（特級）を過飽和に溶かした 80％アルコール 100 ml（使用前に濾過）に，0.1％ NaOH を 1.0 ml 加える（pH 9～11）．
③過マンガン酸カリ酸化液：5％過マンガン酸カリ水溶液と 0.3％硫酸水溶液を使用直前に等量混合する．

④偏光顕微鏡または簡易式偏光フィルタ．

染色工程

①	脱パラフィン	
②	流水洗	
③	マイヤーのヘマトキシリンで核染	10分
④	蒸留水水洗	3回交換
⑤	媒染（試薬②の媒染液）	20分
⑥	染色　コンゴー赤	20分
⑦	脱水　100％エタノール（3槽）	素早く
⑧	透徹，封入	
⑨	観察　光学顕微鏡，偏光顕微鏡	

＜過マンガン酸カリ液処理＞

①	脱パラフィン	
②	流水水洗	
③	酸化　過マンガン酸カリ液	3分
④	蒸留水水洗	
⑤	還元　5％シュウ酸水溶液	1分（切片が白色になるまで）
⑥	流水水洗	
	以後は，コンゴー赤染色の「③核染」から順に染色	

結果　アミロイドは橙〜橙赤色に染色され，陽性部は偏光顕微鏡で黄緑〜緑色の偏光を呈する．ほかに，皮膚角化部，好酸球顆粒，パネート細胞顆粒も橙赤色に染まる．過マンガン酸カリ処理後，AA蛋白は，コンゴー赤の染色性を失い，偏光も示さなくなる．AA以外のアミロイドは，過マンガン酸カリに抵抗性（☞**カラー口絵10**）．

（吾妻美子）

❷ ダイロン染色
(Dylon stain)

アミロイド沈着が少ない皮膚アミロイドーシスの診断に有用で、試薬の調製と染色工程が簡便である．木綿の染料である pagoda red（ダイロン・マルチ，No.9）を用いる．

付 アミロイドーシスの免疫組織化学

アミロイドーシスは，近年，原因療法が可能になりつつあり，予後の推定や治療の観点からアミロイドのタイプの同定が重要である．同定には免疫組織化学が有用で，一次抗体として，抗免疫グロブリンL鎖抗体，抗AA抗体，抗トランスサイレチン（TTR）抗体，抗β_2ミクログロブリン（β_2M）抗体（透析歴がない場合省略可）をセットで用いることが望ましい．

文献：
1) 柳原　誠：ダイロン染色．病理と臨床，3：189〜190，1985．
2) 星井嘉信：アミロイドーシスの免疫組織化学診断．病理と臨床，34：481〜485，2016．
3) 植田光晴ほか：アミロイドーシスの疫学．病理と臨床，34：460〜465，2016．

（吾妻美子）

II 病理組織染色法

8 組織内無機物質の染色

1 ベルリン青染色
(Berlin blue stain, Prussian blue stain)

目的
組織標本中の3価の鉄イオンやヘモジデリンの検出法である．
ヘモジデリンはヘモグロビン由来の黄褐色の色素で，出血後の組織や細胞内に認められる．

原理
3価の鉄イオンはフェロシアン化カリウムと結合すると青色のフェロシアン化鉄が形成される．この反応は3価の鉄イオンのみに特異的に反応する．

試薬
① 2%フェロシアン化カリウム水溶液
② 1%塩酸水
③ ケルンエヒトロート液
　　ケルンエヒトロート　　　0.1 g
　　硫酸アルミニウム　　　　5 g
　　蒸留水　　　　　　　　　100 ml

染色工程

①	脱パラフィン，水洗　蒸留水	10分
②	フェロシアン化カリウム・塩酸混合液	30分
③	蒸留水水洗	2分
④	ケルンエヒトロート液	5分
⑤	流水水洗	2分
⑥	脱水	
⑦	キシレンで透徹，疎水性封入剤封入	

| 結果 | (☞ **カラー口絵 11**)
ヘモジデリン——青色
3価の鉄イオン——青色
核——赤色 |

| 意義 | ヘモジデローシス(血鉄症)の診断に有用である.
心臓病細胞(ヘモジデリンを貪色した組織球)は陽性である.
炭粉やホルマリン色素は陰性である. |

(金子千之)

2 コッサ反応 (von Kossa's method)

目的

組織内に沈着したリン酸カルシウム塩および炭酸カルシウム塩を証明する．

原理

重金属を用いて不溶のカルシウム塩を金属で置換し検出するものである．組織内のカルシウム塩やリン酸カルシウムを硝酸銀と反応させ，銀塩がカルシウム塩より溶解度が低いことを利用する．置換された銀塩は光により還元されて黒色に染まる．

試薬

① 5%硝酸銀液
② 5%チオ硫酸ナトリウム液（ハイポ液）
③ ケルンエヒトロート液

ケルンエヒトロート	0.1 g
硫酸アルミニウム	5 g
蒸留水	100 ml

染色工程

①	脱パラフィン，水洗　蒸留水	
②	5%硝酸銀液	1〜2時間
③	蒸留水水洗	
④	5%チオ硫酸ナトリウム液	2〜3分
⑤	流水水洗	5分
⑥	ケルンエヒトロート液	5分
⑦	流水水洗	3分
⑧	脱水	
⑨	キシロールで透徹，封入	

結果

（☞カラー口絵12）
カルシウム塩——黒褐色
核——赤色

意義

尿酸および尿酸塩が疑われる場合には，対照として切片を炭酸リチウム飽和液で処理して染色する．なお，水銀，鉛，ストロンチウム，バリウム，銅のリン酸塩および炭酸塩，尿酸，尿酸塩も陽性である．

（金子千之）

II 病理組織染色法

9 組織内病原体の染色

1 グロコット染色 (Grocott stain)

目的

真菌染色によって真菌自体の形態的特徴を検出することから臨床的診断が可能になる．グロコット染色はメセナミン銀を用いて多くの真菌の種類を分類することができ，また放線菌やノカルジア，ニューモシスチス・イロヴェチ（カリニ）などを観察できる点で優れた方法である．

実習事前準備

真菌感染症のうちカンジダ症，クリプトコックス症，アスペルギルス症について事前に調べておく．これらは日常の真菌検査の対象となる感染症の代表的なものであり，その形態的特徴を知っておくことは染色結果の検討に重要である．

実習目標

グロコット染色はほぼすべての真菌を安定して染色できるので，それぞれの真菌特有の形態的な相違が判断できる．どのような疾患の臨床的診断に役立つのかを考えながら実習を行うこと．

検討課題

真菌の菌体成分である多糖類にグロコット染色を行ったとき，菌体の隔壁が形態的に観察可能であるかどうかを検討する．
実習終了後に実習結果（鏡検像を含む）についてレポートを作成する．

原理 真菌菌体成分中の多糖類のうち1,2-グリコール基をクロム酸で酸化し，生じたアルデヒド基にメセナミン銀を作用させ，アルカリ領域下で還元反応を促進させて黒色に鍍銀する方法である．

器具・試薬
① 孵卵器もしくはパラフィン溶融器
② 5%クロム酸水溶液
　　三酸化クロム酸　　5 g

　　　　蒸留水　　　　　　　100 ml
③1％亜硫酸水素ナトリウム（重亜硫酸ナトリウム）水溶液
④メセナミン銀液
　a．ゴモリのメセナミン銀原液
　　3％メセナミン（ヘキサメチレンテトラミン）100 ml に 5％硝酸銀液 5 ml を駒込ピペットで 1 滴ずつ滴下しながら加える．滴下するたびに白濁するが，軽くコルベンを振ると白濁はすぐに消える．一度に全量を加えない．冷暗所保存のこと．
　b．5％四ホウ酸ナトリウム（ホウ砂）水溶液
　使用時に蒸留水 25 ml に a 液 25 ml と b 液 2 ml の割合に混合し銀液とする．
⑤0.1％塩化金水溶液
⑥2％チオ硫酸ナトリウム水溶液（ハイポ液）
⑦ライト緑（後染色）液
　0.2％ライト緑水溶液 10 ml に対して蒸留水 50 ml の割合に加えたものを使用液とする．

染色工程

①	脱パラフィン，水洗		対照用陽性コントロール切片を用意し，同時に染色する
②	5％クロム酸水溶液	45分～1時間	
③	軽く蒸留水で水洗	数秒間	
④	1％亜硫酸水素ナトリウム水溶液	1分	切片が淡褐色から白色になるまで行う
⑤	流水水洗	5～10分	
⑥	蒸留水Ⅰ・Ⅱ・Ⅲ	各1分	
⑦	メセナミン銀液	40～60℃，40分～1時間	銀液をあらかじめ孵卵器などに用意しておき，40℃に温めておく．切片をこの中に入れてから60℃に温度を切り替えて，温度の上昇とともに加温させながら染色していく．時折スライドガラス上に気泡が付着することがあるので取り除く．染色しすぎると菌体構造が黒変し細部が観察できないので，反応時間と液温，背景の黒変に注意する．カンジダ，アスペルギルスは短め，放線菌，ノカルジア，ムーコル類などはやや長めにするとよい

⑧	蒸留水Ⅰ・Ⅱ・Ⅲ	各1分	スライドガラス上に非特異的銀粒子が付着することがあるので，その場合はガーゼなどで拭き取る
⑨	0.1％塩化金水溶液	2～5分	
⑩	蒸留水Ⅰ・Ⅱ・Ⅲ	各1分	
⑪	2％チオ硫酸ナトリウム水溶液（ハイポ）	3～5分	
⑫	流水水洗	5分	
⑬	ライト緑液	1分	ライト緑は退色しやすい．HE染色を後染色に行うと，周囲の組織も明瞭にでき鏡検が容易である

結果 （表Ⅱ-8，☞カラー口絵13）

真菌の菌壁が黒褐色に黒染する．

真菌の菌糸や菌壁が過染せずに明確に染め出されること，背景との対比がよいことなどで結果を評価する．

表Ⅱ-8 真菌症と染色結果[1]

	染色結果					
	グロコット染色	PAS反応	グリドリー染色	ムチカルミン染色	グラム染色	HE染色
カンジダ	◎	○	○	×	○	△
アスペルギルス	◎	○	○	×	△	△*1
クリプトコックス	◎	○	○	○	×	×
放線菌	◎	○	△～×	×	◎	△
ノカルジア	○	△	×	×	○*2	×
ニューモシスティス・イロヴェチ（カリニ）	◎	×	×	×	×	×

＜染色性＞ ◎：優，○：良，△：可，×：不可 （判定基準：色調・鮮明度・検出感度）

*1：しばしば好染
*2：一般的に好染，陳旧病巣・抗生剤使用標本はしばしば不染

〔文献[1]より一部引用〕

意義 感染病巣内に特有の菌体を形態的に確認できる本法は，多くの真菌類から感染源となる菌種を判断できるものとして有用である．

文献：
1) 病理組織標本染色シリーズ No.7 真菌染色法．関東化学株式会社メルク試薬部．
2) 佐野 豊：組織学研究法．南山堂，1979, 584.
3) *Medical Technology* 別冊／新染色法のすべて．医歯薬出版，1999.
4) 松原 修ほか：臨床検査学講座 病理学／病理検査学．医歯薬出版，2006.

（菊池讓治）

2 オルセイン染色 (orcein stain)

目的

弾性線維の染色に用いられていたが，志方らによってB型肝炎ウイルスのHBs抗原検出に有効なことが発見された．蛍光抗体法や酵素抗体法より検出率は低く，肝細胞膜に存在するHBs抗原は染まらないが，染色法が容易であり，古いパラフィンブロックでも染色することができる．

原理

HBs抗原の構成成分として-SS-基，-SH基をもつアミノ酸組成の物質が酸化されてスルホン酸基が生じ，オルセイン色素と反応し染め出されると考えられている．

試薬

①酸化液
- 過マンガン酸カリウム　0.15 g
- 硫酸　0.15 ml
- 蒸留水　100 ml

②還元液
- 重炭酸ナトリウム　3 g
- （またはシュウ酸）　3 g
- 蒸留水　100 ml

③オルセイン液（オルセインはメーカーやロット番号により染色性が大きく異なる）
- オルセイン　1 g
- 塩酸　1 ml
- 70%アルコール　100 ml

染色工程

①	脱パラフィン，水洗	
②	酸化	0.15%過マンガン酸カリウム，0.15%硫酸液　5分
③	還元	2～5%重亜硫酸ナトリウムまたはシュウ酸水溶液　1分
④	水洗	
⑤	染色	オルセイン液（弾性線維の茶褐色の染まりが目安）　5～20分
⑥	分別	70～100%エタノール
⑦	水洗	
⑧	核染	ヘマトキシリン
⑨	脱水，透徹，封入	

結果 (☞カラー口絵14)

HBs抗原陽性の胞体，弾性線維——茶褐色

陽性に染まるパターンは封入体型，びまん型（細胞質内），膜型があるが，封入体型以外はわかりにくい．

血清学的にHBs抗原陽性例の肝細胞に検出される率は60〜70%である．

意義 B型肝炎組織内のHBs抗原の証明に有用である．

文献：
1) 三浦妙太ほか監修：実践病理組織細胞染色法カラー図鑑（第3版）．近代出版，130〜133，2008.
2) 尾花ゆかりほか：最新染色法のすべて．医歯薬出版，109〜112，2011.
3) 浅野伍朗監修：診断・研究のための病理技術詳解2 染色法，藤田企画出版，140〜145，1992.

（近末久美子・鐵原拓雄）

3 ビクトリア青染色 (victoria blue stain)

目的

ビクトリア青染色は弾性線維の染色，HBs 抗原の検出に用いられる．蛍光抗体法や酵素抗体法より検出率は低く，肝細胞膜に存在する HBs 抗原は染まらないが，染色法が容易である．

原理

HBs 抗原の構成成分として-SS-基，-SH 基をもつアミノ酸組成の物質が酸化されてスルホン酸基が生じ，ビクトリア青色素と反応し染め出されると考えられている．

試薬

①ビクトリア青液
- ビクトリア青　　2 g
- レゾルシン　　　4 g
- デキストリン　　0.5 g
- 蒸留水　　　　　200 ml

以上の混合液を徐々に温めて沸騰させる．これに沸騰した 29 % 塩化第二鉄液 25 ml を加え，3 分間煮沸し，冷却後，濾過する．残渣を濾紙とともに恒温器で完全に乾燥させ，70 % エタノール 400 ml で溶解させ，濃塩酸 4 ml と石炭酸 6 ml を加える．2 週間くらい放置して使用可能となる．染色の寿命は半年から 1 年くらいである．

染色工程

①	脱パラフィン，水洗
②	酸化・還元はオルセイン染色と同じ
③	水洗
④	70%エタノール
⑤	ビクトリア青液　24 時間
⑥	70%エタノールで分別
⑦	水洗
⑧	ケルンエヒトロートで核染色
⑨	脱水，透徹，封入

結果

(☞カラー口絵 15)
HBs 抗原，弾性線維——青色

意義 B型肝炎組織内のHBs抗原の証明．

陽性に染まるパターンは封入体型，びまん型（細胞質内），膜型があるが，封入体型以外はわかりにくい．

HE染色との重染色にて弾性線維が染まり血管への癌の浸潤の検索にも用いられる．

文献：
1) 三浦妙太ほか監修：実践病理組織細胞染色法カラー図鑑（第3版）．近代出版, 130~133, 2008.
2) 尾花ゆかりほか：最新染色法のすべて．医歯薬出版, 109~112, 2011.
3) 浅野伍朗監修：診断・研究のための病理技術詳解2 染色法，藤田企画出版, 140~145, 1992.

（近末久美子・鐵原拓雄）

II 病理組織染色法

10 生体内色素の染色

1 マッソン・フォンタナ染色
(Masson-Fontana stain)

目的

メラニン顆粒，銀還元性顆粒（腸クロム親和性細胞）を証明する．

原理 メラニンの銀還元能力を利用した反応である．

試薬

①フォンタナのアンモニア銀液

三角フラスコに5％硝酸銀を50 ml つくり，そのうちの5 ml を別のビンに移したあと，残り45 ml に濃厚アンモニア水を1滴ずつ滴下させ，生じた酸化銀の沈殿が完全に溶解するまでよく振盪しながら加える（白い背景で行うと沈殿が見やすい）．別のビンに残しておいた5％硝酸銀を1滴滴下して容器を振盪しながらこの操作を繰り返し，沈殿の溶解しない最小限のところで止める．褐色ビンに1日放置後，濾過して使用する．

染色工程

① 脱パラフィン，流水水洗，蒸留水水洗
② フォンタナのアンモニア銀液（暗所の密閉した容器内で処理） 24時間
③ 蒸留水水洗
④ 2.5～5％チオ硫酸ナトリウムで定着　30秒
⑤ 蒸留水水洗
⑥ ケルンエヒトロートで核染色，水洗
⑦ 脱水，透徹，封入

結果 (☞カラー口絵16)

メラニン顆粒,消化管銀還元細胞(セロトニン),銀還元性カルチノイドなど—黒~茶褐

核—赤色

意義 悪性黒色腫,カルチノイドなどの銀還元顆粒の証明に有用である.

注意点
①水道水には塩素イオンが含まれ,硝酸銀溶液で白濁を生じるため,蒸留水を用いる.
②使用器具(ガラス器具)は蒸留水で洗っておく.
③金属器具を用いない.

文献:
1) 三浦妙太ほか監修:実践病理組織細胞染色法カラー図鑑(第3版).近代出版,143~150,2008.
2) 小松京子ほか(監修:三浦妙太):最新染色法のすべて.医歯薬出版,53~58,2011.
3) 浅野伍朗監修:診断・研究のための病理技術詳解2染色法.藤田企画出版,86~88,1992.

(近末久美子・鐵原拓雄)

11 内分泌顆粒の染色

II 病理組織染色法

1 グリメリウス染色
(Grimelius stain)

目的

Grimelius らにより膵臓のランゲルハンス島 A 細胞（グルカゴンを産生する細胞）を染め出すための染色法として報告されたが，そのほかにも消化管内分泌細胞，下垂体細胞をはじめとする内分泌細胞の有無とカルチノイドの診断のために用いられる．

原理

還元剤を加えることによって生じる微細な銀粒子を分泌顆粒が吸着する性質を利用して，内分泌細胞を検出する．

試薬・調製

① 0.03％硝酸銀液
  0.2M 酢酸・酢酸ナトリウム緩衝液（pH5.6） 10ml
  1％硝酸銀水溶液 3ml
  蒸留水 87ml
用時調製する．

②還元液
  ヒドロキノン 1g
  無水亜硫酸ナトリウム 5g
  蒸留水 100ml

③ハイポ液
  チオ硫酸ナトリウム 2g
  蒸留水 100ml

染色工程

①	脱パラフィン，流水水洗，蒸留水水洗
②	0.03%硝酸銀液　37℃，24時間
③	還元液　40〜50℃，1分
④	蒸留水水洗（よく洗う）　3〜4回
⑤	ハイポ液で余分な銀イオンを取り除く　2分
⑥	流水水洗　2分
⑦	ケルンエヒトロート液で後染色　5分
⑧	流水水洗
⑨	脱水，透徹，封入

結果

陽性顆粒は茶褐色〜黒色に，核は赤色に染まる（☞**カラー口絵17**）．

意義

消化管細胞（ガストリン，ヒスタミン），銀還元細胞（セロトニン），膵島A細胞（グルカゴン），下垂体好銀細胞（ゴナドトロープなど），甲状腺C細胞（カルシトニン），カルチノイドなどの検出に有用である．この染色法は神経内分泌顆粒の同定に重要な役割を果たしていたが，近年は免疫組織化学による方法が広く用いられ，以前ほど重要性は高くないのが現状である．

文献：
1) 松原　修ほか：臨床検査学講座　病理学／病理検査学．医歯薬出版，336〜337，2011．
2) 笹野公伸ほか：内分泌細胞の鑑別染色法．月刊 Medical Technology 別冊／最新染色法のすべて，186〜187，2011．

（吾妻美子）

II 病理組織染色法

12 神経組織の染色

1 クリューバー・バレラ染色
(Klüver-Barrera stain, LFB染色)

目的

髄鞘染色は正常脳の組織構築，および脱髄疾患による髄鞘の一時的な変性または崩壊による状態を検索診断するうえで最も用いられている染色法である．髄鞘を青色に染め出し，髄質と皮質との区別を明確に染めることが重要である．

実習事前準備

中枢神経の解剖組織学的な構造を事前に調べておく．特に神経系統の発生学，組織構築を知っておくことは染色結果の検討に重要である．

実習目標

中枢神経組織の皮質と髄質に存在する神経細胞と神経線維，髄鞘構造の形態的関係を観察することにより，どのような疾患の臨床的診断に役立つのかを考えながら実習を行う．

検討課題

この染色は髄鞘を染めるルクソール・ファスト青（luxol fast blue；LFB）の分別操作が重要であり，分別時間の違いが染色結果を左右するため，分別操作の手技を検討しながら実習する．
実習後に実習結果（鏡検像を含む）についてレポートを作成する．

原理 LFBは銅フタロシアニンの硫酸塩で，物理的化学的に安定した色素である．髄鞘は蛋白質と類脂質が主成分で，スフィンゴミエリン，ケファリン，レシチン，ケラジン，コレステリンなどが含まれている．この染色は，髄鞘に含まれる脂質のコリン基とLFBとの特異的な親和性を利用した方法である．クレシル紫（塩基性タール色素）で，胞体に存在するニッスル顆粒（電顕的には粗面小胞体，リボソームを含む），核小体，核膜を同時に検出する．

機器・試薬

① 孵卵器もしくはパラフィン溶融器
② ルクソール・ファスト青（LFB）液

luxol fast blue MBS（MBSN）	1 g
95％エタノール	1,000 ml
10％酢酸水溶液	5 ml

使用直前に濾過する．調製後，長期保存（1〜2年間）が可能である．

③ 0.1％クレシル紫水溶液

cresyl violet	0.1 g
蒸留水	100 ml

使用時に，クレシル紫水溶液30 mlに対して10％酢酸水を5滴加え，濾過して使用する．

④ 0.05％炭酸リチウム水溶液（用時調製）

染色工程

①	脱パラフィン，95％エタノール　2〜5分	正常脳の対照用コントロール切片を用意し，同時に染色する
②	ルクソール・ファスト青溶液　56〜58℃　16〜24時間	エタノール溶液のため，蒸発防止として二重蓋を染色バットに使用する
③	室温で冷却，95％エタノール　2〜3分	
④	軽く蒸留水で水洗	
⑤	0.05％炭酸リチウム水溶液　10〜15秒	この分別操作が最も重要なところである．最初の炭酸リチウムの分別時間を短めに行い，⑤⑥⑦を繰り返し行うとよい．灰白質と白質の識別ができるようになったら，顕微鏡下で分別状態を確認する．白質側が青色，灰白質側が白く透き通る感じになればよい．低濃度の溶液を用いるほうがLFBの分別過度の失敗が少なくてよい
⑥	70％エタノールⅠ・Ⅱ・Ⅲ	
⑦	蒸留水で水洗	
⑧	クレシル紫水溶液　37℃　3〜5分	クレシル紫の分別がうまくいかないときは，95％エタノール150〜200mlに対して10％酢酸水を1〜2滴加え，分別をやり直すとよい
⑨	95％エタノールⅠ・Ⅱ・Ⅲ	
⑩	脱水・透徹・封入	

結果 ☞カラー口絵18

LFB液の分別が良好であり，強拡大で神経細胞のニッスル顆粒，髄鞘が明瞭に染め出されていることが必要である．

髄鞘──青色～青緑色

ニッスル小体──赤紫色

神経細胞の核小体・核膜──赤紫色～深青紫色

神経膠細胞──赤紫色

意義 多発性硬化症（multiple sclerosis；MS）や静脈周囲性脳脊髄炎（perivenous encephalomyelitis）にみられる脱髄性の変化を示す疾患，白質ジストロフィ，Schilder病などの病理学的診断に有用である．

文献：
1）病理組織標本染色シリーズ No.1 髄鞘染色法．関東化学株式会社メルク試薬部．
2）佐野 豊：組織学研究法．南山堂，1979, 362～370.
3）*Medical Technology* 別冊：新染色法のすべて．医歯薬出版，1999.
4）松原 修ほか：臨床検査学講座 病理学／病理検査学．医歯薬出版，2006.
5）大西義久ほか編：エッセンシャル病理学（第3版）．医歯薬出版，1991.

（菊池讓治）

2 ボディアン染色 (Bodian stain)

目的

ボディアン染色は，老化現象の老人斑やアルツハイマー原線維変化（Alzheimer's neurofibrillary change）として細胞質内の神経原線維が粗大肥厚化して生じる neurofibrillary tangle を観察できる方法として優れた染色法である．神経原線維がもつ嗜銀性（好銀性）を利用し，疾患により増減する神経原線維の変化をとらえることは，病態の診断上きわめて重要である．

実習事前準備

脳神経の解剖組織学的な構造を事前に調べておく．神経組織の構築を知っておくことが，この染色結果の判定に必要である．

実習目標

①神経細胞と神経原線維，軸索線維との形態的な関係を知る．
②銀染色特有の染色手技を学ぶ．

検討課題

①プロテイン銀の鍍銀液の作製方法を理解し，銀液作製の特徴的手法を習得する．
②他の染色法（HE，LFB，ワンギーソン法，マッソン・トリクローム法）など重染色が可能であることを学ぶ．
実習終了後に実習結果（鏡検像を含む）についてレポートを作成する．

原理　神経原線維は神経細胞質・軸索・樹状突起内に存在し，電顕的には神経微小管（microtubule，直径約 20～25 nm）ないし微細線維（neurofilament，約 5 nm）からなる線維で，嗜銀性をもつことが特徴である．この神経原線維をプロテイン銀（プロタルゴール：protargol）を用いて鍍銀法で検出する．パラフィン切片が使用でき，連続切片での観察が可能である点が優れている．

機器・試薬
①孵卵器もしくはパラフィン溶融器
②プロテイン銀液

プロテイン銀（albumosesilber, silver protein）	1 g
精製水	100 ml
金属銅片	4～6 g

精製水 100 ml にプロテイン銀 1 g を静かに浮かべる．浮かんでいる銀の粉末を決してかき混ぜたり，攪拌したりしないこと．室温もしくは冷暗所内で 30 分～1 時間放置すると自然に溶解する．染色に際しては金属銅片を染色ドーゼの底に敷き詰め，触媒として使用する．用

いる金属銅片は粒状よりも薄い銅片がよく，使用前に希硝酸で洗浄しておく．銀液は使用直前に調製する．調製された銀液は1回のみ使用でき，繰り返し使用はできない．プロテイン銀は製品によって性状が多少異なり，染色性にばらつきがみられることがある．

③還元液

  方法A：ハイドロキノン1g，無水硫酸ナトリウム4g，精製水
    100 ml

  方法B：メントール（硫酸 p-メチルアミノフェノール）0.25 g，ハ
    イドロキノン1g，ホルマリン原液3ml，精製水100 ml

どちらを使用してもよいが，A，Bともに用時調製する．作製後2～3時間室温に放置したのち使用する．方法Bの場合，固定条件などによっては，背景がやや赤みが強くなる傾向がある．

④ 0.5%塩化金酸水溶液

  塩化金酸（テトラクロロ金酸） 1 g
  精製水   200 ml

1g入りアンプル（ラベルをはがし，周りをよく清浄しておく）を試薬ビンにアンプルごと入れ，中でアンプルを強く振るなどして割る．そのまま精製水200 ml を加え使用液とする．淡黄色の色調となる．

⑤ 2%シュウ酸水溶液

⑥ 5%チオ硫酸ナトリウム水溶液

染色工程

①	脱パラフィン，水洗後，蒸留水で5分間	染色結果にばらつきが生じやすいため，成人大脳もしくは脊髄のコントロール用切片を用いる
②	プロテイン銀溶液　37℃孵卵器使用　18～36時間	
③	室温で1～2時間放冷する	
④	蒸留水で手際よく銀溶液を洗い落とす　水洗時間厳守　1分以内	
⑤	還元液　10分間	還元液中で切片は淡黄色を呈する
⑥	蒸留水　1分間	
⑦	0.5%塩化金酸水溶液　5～50分間	塩化金酸液中では淡白色になる．浸漬時間は長いほうが仕上がりがよい
⑧	蒸留水　1分間	
⑨	2%シュウ酸水溶液　5～30分間	切片は赤紫色に変わる．それ以上の変化が生じなければ20～30分間浸漬させると仕上がりがよい

⑩	蒸留水　2～3分間	
⑪	5%チオ硫酸ナトリウム水溶液　5分間	
⑫	水洗後，脱水・透徹・封入	LFB法との重染色を行うときは，クリューバー・バレラ染色の分別操作までを先に行い，十分に水洗したのち鍍銀液へ移る．他の染色法を使用する場合には鍍銀後に行う

結果

(☞カラー口絵19)

大脳皮質（灰白質）に存在する神経細胞の神経原線維が明瞭に染め出されていること．小脳であればプルキンエ細胞の軸索突起の形態が明瞭であることが確認できること．

神経原線維は網状ないし束状の微細線維として，樹状突起，軸索突起が茶褐色～黒色に染色される．

意義

老人性認知症，Alzheimer病，Pick病におけるPick小体（嗜銀球）など嗜銀性（好銀性）を示す線維の変化をとらえることが可能であり，種々の神経組織の病態を診断するうえで重要である．また，他の染色法と重染色が可能であるため，神経細胞，神経原線維，髄鞘，他の組織成分との相互関係を同一標本上に検出できる利点がある．

文献：
1) 病理組織標本染色シリーズ　No.4　神経原線維・軸索染色法. 関東化学株式会社メルク試薬部.
2) 佐野　豊：組織学研究法. 南山堂, 1979, 355～360.
3) Medical Technology別冊／新染色法のすべて. 医歯薬出版, 1999.
4) 松原　修ほか：臨床検査学講座　病理学／病理検査学. 医歯薬出版, 2006.

（菊池譲治）

II 病理組織染色法

13 免疫組織化学

1 概要

ヒトゲノムの全配列が明らかとなり，遺伝子の塩基配列決定後のプロジェクトであるポストゲノムプロジェクトでは，遺伝子発現解析と蛋白質の機能解析が中心となっている．前者はトランスクリプトミクス（transcriptomics），後者はプロテオミクス（proteomics）と呼ばれる．前者に関する技術としてはDNAチップやマイクロアレイ法があり，後者には免疫組織化学法と in situ hybridization（ISH）がある．遺伝子の発現には，ゲノム情報がmRNAに変換される転写レベルと，蛋白質に変換される翻訳レベルがある．通常，mRNAから蛋白質が翻訳されるが，必ずしもmRNA＝蛋白質となるとは限らない．mRNA，DNAを検出する方法が in situ hybridization（ISH），蛋白質を検出する方法が免疫組織化学法である．これらの方法により，遺伝子がいつ発現し，どの細胞において合成されるかなどについての情報を得ることができる．これは遺伝子発現パターンと呼ばれ，正常細胞と比較することにより，疾患の診断だけでなく，病態の発症機序の解明や治療にもつながることからも，たいへん有用な技術であるといえる．これらの技術が，近年急速に重要性を増してきた分子標的療法に，大きく寄与している．

in situ hybridization（ISH）

核酸は水素結合により相補的な二重らせん構造をとり，加熱すると解離して1本鎖となるが，環境を戻すと再び2本鎖を形成する．この現象を利用している．組織の核酸上に存在する特定塩基配列を検索する場合，核酸を1本鎖にして，この特定塩基配列と相補的な塩基配列をもった核酸分子（＝プローブ）を接触させて再び2本鎖をつくらせる（＝ハイブリッド）．この際に，プローブに標識物質を結合させておけば，可視化でき検出できる．

fluorescence in situ hybridization（FISH）は，蛍光色素を標識したプローブを用いて，間期および分裂期の細胞核の染色体分析を行うものである．

免疫組織化学法（immunohistochemistry；IHC）

免疫組織化学法は，抗原抗体反応という特異的な結合反応を利用して，目的とする蛋白質の細胞内および組織内の局在を検出する手法である．

図Ⅱ-8 免疫組織化学法．直接法と間接法の利点と欠点

直接法
利点：染色過程が少ないため，特異性が高く，短時間．二次抗体の選択を考える必要がない
欠点：可視化する方法が限定されているため，応用範囲が狭い

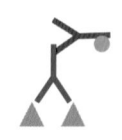

間接法
利点：一定の抗原量に対して結合するマーカーの量が直接法より多いため，感度は高い．条件により可視化の方法を選択できる
欠点：染色過程のステップが増えるため，バックグラウンドが高くなる

一次抗体　二次抗体　▲ 抗原　● 標識物質（酵素，蛍光色素）

図Ⅱ-9 増感法の種類

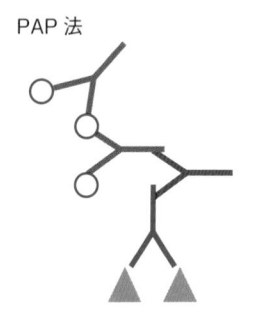

PAP法　　　　　　　　　　　　ABC法，LSAB法

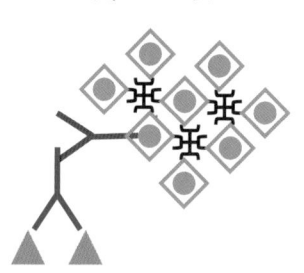

ポリマー法

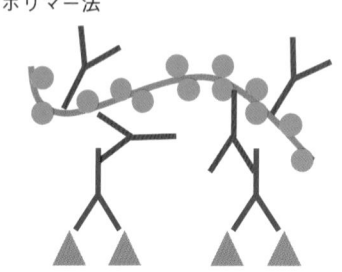

- 一次抗体
- 二次抗体
- 一次抗体と同動物種の抗POD抗体
- ▲ 抗原
- ○ HRP，AP，蛍光物質
- ● HRP，AP
- ◇ ビオチン
- ※ アビジンまたはストレプトアビジン
- ～ アミノ酸ポリマー

方法としては，(1) 抗原に対する特異的抗体である一次抗体に酵素や蛍光物質を直接結合させて検出する**直接法**と，(2) 一次抗体に対する抗体である二次抗体を用いて可視化する**間接法**がある（図Ⅱ-8）．間接法ではシグナルを増強した高感度の検出が可能であり，かつ一次抗体にそのつど標識する手間がかからないという利点があり，現在広く利用されている．代表的な間接法は次のとおりである．① 蛍光法：二次抗体に蛍光標識，② 酵素法：二次抗体に酵素を結合させ，発色基質を沈着させる，③ ABC法：ビオチン化二次抗体を用いて標識ずみのアビジン-ビオチン複合体を結合させる増感法．このほかに，さらに検出感度を増強させたチラミドシグナル増幅（TSA）技術が開発されている．

現在の新たな展開としては，(1) 高感度法の改良（発現量が少ない場合，シグナルを増幅する方法），(2) 多重染色法（遺伝子間，または蛋白質間の相互作用を解明する場合，異なる遺伝子や蛋白質の発現部位を異なった色に染め分けること），(3) 自動化，があげられる．今後，診断や研究においてもますますニーズが高まる技術といえるだろう．

増感法の種類（図Ⅱ-9）

PAP法 (peroxidase-anti-peroxidase method)

一次抗体と同一の動物種で作製した抗ペルオキシダーゼ抗体，ペルオキシダー

ゼ複合体を，標識されていない二次抗体で架橋する．酵素を直接抗体に標識せず，全反応が抗原抗体反応のみとなる．

ABC 法 (avidin-biotinylated peroxidase complex method)

アビジンは卵白の塩基性蛋白であり，ビオチンはビタミンHで，両者は特異的に高い親和性をもつ．はじめに一次抗体，続いてビオチンで標識した二次抗体を反応させる．4価の反応基をもつアビジンと，ビオチン化されたHRPを結合させると，格子状のアビジン－ビオチン複合体が形成される．これが二次抗体のビオチンと反応する．

LSAB 法 (labeled streptavidin biotinylated antibody method)

ストレプトアビジンは細菌蛋白質で，アビジンと同様に4価の反応基をもつ．中性に荷電しているため，卵白アビジンよりも組織への非特異的結合が少ないといわれている．

ポリマー法

アミノ酸ポリマーに二次抗体とペルオキシダーゼを多数結合させ，高感度で特異性の高い染色性が得られる．

各染色工程について

1. 試料調製
2. 固定
3. 包埋（パラフィン，凍結），切片作製
4. 抗原の賦活化
5. 内因性ペルオキシダーゼ活性の不活性化
6. ブロッキング
7. 一次抗体，洗浄
8. 二次抗体，洗浄
9. 検出
10. 核染色

■ 試料調製

①コーティングスライド

免疫染色は長時間にわたり湿潤状態におかれ，緩衝液による洗浄が繰り返されるため，切片が染色中に剥離しやすくなる．さらに抗原性賦活化のため，蛋白分解酵素処理や熱処理を加えた場合，切片が剥離しやすくなることから，コーティングスライドの使用が必須となる．

・シランコートスライド：3-アミノプロピルトリエトキシシラン（APS）を塗布したスライドで，強い接着力を有するが，撥水性が強く，伸展時によく水を切らないと乾燥後も水滴が切片とガラスの間に残ることがある．伸展後，ガラスを強く振って水滴を除くとよい．

・親水性シランコートスライド：撥水性が低く，伸展も通常のガラスと同様に扱え，最も普及している．

②湿潤箱

プラスチック製の箱で，大きさも数種類市販されている．ガラス棒を渡した上にスライドを並べて反応を行う．スライドの水平が保たれていないと試薬が一

表Ⅱ-9 代表的な固定液の比較

ブアン	・浸透が早く固定が強い．形態の保持が非常によい→HE染色などの組織染色に適している ・蛋白質変性，核酸分解が起こる→免疫組織染色(核内抗原)，ISHには不適
エタノール	・浸透と固定が早い ・脱水による固定のため，形態の保持は悪く，疎水性成分の流出が起こりやすい
中性ホルマリン パラホルムアルデヒド(PFA) グルタルアルデヒド	・分子間の化学的架橋によるので，固定力が強いが浸透が遅い ・一般的な免疫組織化学法に使用される

端に流れてしまうことがある．できれば水準器を用いて，実験台や湿潤箱内のスライドが水平であるか確認しておいたほうがよい．専用の湿潤箱がなければ，透明なプラスチック製の菓子箱やガラスシャーレなどで代用することも可能である．

■ 固定

通常は，10%ホルマリン固定パラフィン包埋切片を使用する．しかし，この方法では，抗原の種類によっては検出困難な場合もあり，他の方法を検討する必要がある．

固定方法の選択は，試料の組織形態の保持や抗原性の維持に大きく影響するため，最も重要な過程である（表Ⅱ-9）．

■ 包埋（パラフィン，凍結），切片作製

パラフィン包埋は，過程が長いものの，再現性が高く綺麗な組織像が得られることから，多用されている．しかし，包埋時の加熱や有機溶媒による脱水により抗原性が低下することもある．そのため，抗原の保持は凍結包埋のほうが優れているが，凍結時の氷晶形成により組織破壊が生じるため，形態の保持は劣る．抗体の性能に応じて選択する必要がある．

■ 抗原の賦活化

ホルマリン固定パラフィン包埋切片材料は，アルデヒド固定の架橋反応により抗原基がマスクされ，抗体が抗原に到達できないことから，偽陰性となったり，染色結果が弱くなることがある．この架橋反応を緩く解きほぐす，あるいは変性や分解により抗原基を露出させることが抗原賦活化であるが，正確なメカニズムは明らかになっていない．使用する抗体に適した賦活法を行う．

また，賦活化が必要でない抗体でも，行ったほうがより鮮明に染色される場合が多いが，なかには逆にバックグラウンドが高くなってしまうこともあり，注意が必要である．

①**蛋白分解酵素処理**

プロテイナーゼK，トリプシン，ペプシンが使用される．条件設定がむずかしく，過分解により形態の保持が低下する．

②**熱処理**

加熱機器を用いて，緩衝液中で高温処理を行う．

・オートクレーブ，圧力鍋：120℃程度の加熱処理（5〜15分程度）後，20分間

室温にて冷却する．このとき，風や流水水洗で急速に冷却すると，抗原賦活化の効果が消失してしまうので行ってはならない．最近では，加圧が可能な電子レンジや圧力鍋などによって，常圧下の加熱では得られない高温処理を行うことができる．

・マイクロウェーブ照射機器：温度制御の可能なマイクロウェーブ照射機器は高価であるが，家庭用電子レンジでも代用できる．しかし電子レンジは温度制御ができないため，沸騰状態が継続するのみの加熱となる．蒸発による緩衝液の減少が著しいので，蒸留水で補液しながら3～5分間の煮沸を3～6回繰り返す処理となる．成績が不安定とされている．

■ 内因性ペルオキシダーゼ活性の不活性化

ヒトの組織中に存在する内因性ペルオキシダーゼ活性は，抗原抗体反応を検出する酵素であるペルオキシダーゼと反応して抗原の同定を阻害する．そのため，一次抗体をかける前に，内因性のペルオキシダーゼ活性を取り除いておく．0.3～3％過酸化水素水またはメタノール混合溶液を使用する．切片の表面から泡が出てくるのが，反応の進んでいる証拠である．

■ ブロッキング

抗体は非特異的に切片に付着する（抗原以外の分子を認識してしまう）ことがあり，バックグラウンドが高くなる原因となる．これを防ぐために行う．
正常動物血清，ウマ血清アルブミン，スキムミルクなどを使用する．正常動物血清の場合，二次抗体を作製した動物種の血清が適している．間違っても一次抗体の動物種の血清は使用しないこと．緩衝液で2～10％に希釈したものを，室温にて10分～1時間反応させる．

■ 一次抗体

免疫染色のできぐあいは抗体の抗体価に依存しており，どの抗体を用いるかが結果に大きく影響する．
ポリクローナル抗体は，1つの抗原に対して複数の抗体が結合するので，抗原を検出しやすい．
モノクローナル抗体は，精製されていない物質も抗原として使用でき，抗体の性質が安定している．
抗体の最適条件は，文献や抗体取扱いの添付文書を参考にして試行して決定する．条件では，希釈倍率，反応時間（1時間またはover night），反応温度（室温，冷蔵庫内4℃），抗原賦活の有無が検討事項となる．4℃，over nightという条件が最も多いようである．緩衝液（PBSまたはTBS）で希釈して使用する．これに，界面活性剤であるTween20やTriton X100を0.1％になるように加えたPBT，TBSTは，抗体の浸透を高める効果がある．

■ 二次抗体

一次抗体を作製した免疫動物や抗体の種類を確認する．

■ 核染色

陽性所見が引き立つように，発色基質に適した核染色を行う．補色傾向にあるものが適している．また，核内抗原の場合は，陽性所見が見やすいよう，薄めに染色したほうがよい．ヘマトキシリン（青紫）とメチルグリーン（緑），nuclear fast red（赤）が多用される．

＜染色の特異性（信頼性）検討＞ ポジティブコントロールとネガティブコントロール

はじめて免疫組織化学の染色を行うときには，あらかじめ検出しようとする抗原が必ず含まれている組織（細胞）＜ポジティブコントロール＞と，存在しないことが確認されている組織（細胞）＜ネガティブコントロール＞を同時に染色し，結果を比較すれば，染色の正当性を判定するのに役立つ．ネガティブコントロールとしては，一次抗体の代わりに，同一種のイムノグロブリン分画（isotype control）を同一濃度にして使用してもよい．

2 免疫組織化学法 (immunohistochemistry；IHC，酵素抗体法)

目的

普通染色である hematoxylin-eosin（ヘマトキシリン・エオジン；HE）染色を補う目的で多数の特殊染色が考案され，診断に用いられてきた．免疫組織化学法（酵素抗体法）の開発により，さまざまな抗原（腫瘍マーカー，ホルモン，免疫グロブリン，病原体，癌関連遺伝子）を特異的に同定することが可能となり，病理検査領域および研究領域に広く普及している．近年はこの方法を用いてさまざまな腫瘍の標的分子（HER2，ALK，EGFR，CCR4など）の評価を行い，治療法の選択や予後においても重要性は増している．

実習目標

日常業務でも頻繁に用いられ，国家試験においても重要な位置を占める酵素抗体法について，その原理を理解し，手技を習得する．煩雑な染色なので，時間内に終わるように，時間配分などに配慮する．

事前準備

①日常業務において，どのような抗体が頻繁に使用されているか．
②疾患を診断するために使用する抗体の種類や組み合わせにはどのようなものがあるか．
③実習で使用する症例標本において，目的とする抗原がどこに存在するか（核，細胞質，細胞膜），また，その機能などについても調べておく．

原理 酵素抗体法は，抗原に結合した抗体の局在を酵素反応により検出する．最も簡便で安定した結果が得られ，多用されているのは，酵素：西洋わさびペルオキシダーゼ（horseradish peroxidase；HRP）と基質：ジアミノベンチジン（3-3'-diaminobenzidine；DAB）の組み合わせで，茶色に発色される．

ほかには，酵素：ALP（アルカリホスファターゼ）と基質：new

fuchsin の組み合わせがあり，茶赤色に発色される．今回は広く使用されている2ステップポリマー法を行う．アミノ酸ポリマーに多数の二次抗体とHRPが標識されており，高感度な検出が可能となる．

試薬調製

① 一次抗体
・必要量のみ使用時にPBSにて希釈する．1.5 ml エッペンドルフチューブ使用．ガラス1枚につき，50〜100 µl 必要（組織の大きさによる）であることを考慮する．
・4℃にて保存する場合は，最終濃度 15 mmol/l NaN_3，最終濃度 1% BSA になるように添加する．
・非特異反応が強いときは，最終濃度 1% BSA になるように添加するとよい．

② 10%正常ヤギ血清（正常ヤギ血清：20 ml，S100-Q0917，VECTOR）
・PBSにて希釈して作製する．
・4℃にて保存可能（必要に応じて，最終濃度 15 mmol/l NaN_3 になるように添加する）．

③ 3%過酸化水素水（30% H_2O_2 500 ml，特級 081-04215，劇物，和光純薬工業）
・30% H_2O_2 原液（4℃保存）を直前に蒸留水を用いて希釈して作製する．
・過酸化水素水が皮膚に触れると白く変色し痛くなるので，必ずゴム手袋を着用する．

④ リン酸緩衝食塩水 PBS
・Na_2HPO_4 25.55 g，KH_2PO_4 2.72g，NaCl 35.4g を蒸留水に溶解して 1,000 ml とする．pH は 7.2 となる．

⑤ 市販ポリマー試薬
（HRP標識ポリマー結合抗マウスポリクローナル抗体，またはHRP標識ポリマー結合抗ウサギポリクローナル抗体）
・基質溶液

⑥ マイヤーのヘマトキシリン
塩酸による分別を必要としないマイヤーのヘマトキシリンが染色に影響を与えないため適している．

器具

・リキッドブロッカー（パップペン）
・湿潤箱
・1.5ml エッペンドルフチューブ，ディスポーザブルのスポイト，小ビーカー（発色液を捨てる）

＊リキッドブロッカー：切片周囲を囲み，液の流れを防ぐ．
＊湿潤箱：市販のものでもよいが，シャーレやプラスチック容器にペーパーを敷き，蒸留水で十分湿らせ，その上に割り箸などを置いて自作できる．

染色工程

①	脱パラフィン　キシレン　5分×3
②	親水化（脱キシレン）　エタノール　5分×3，流水水洗 〔必要ならば，このときリキッドブロッカー（パップペン）で切片周囲を囲む〕
③	内因性ペルオキシダーゼのブロッキング 3％過酸化水素水（30％ H_2O_2 の希釈液使用）　10分 洗浄　PBS　5分×3
④	正常動物血清処理　湿潤箱中にて，10％正常ヤギ血清　室温10分 洗浄　PBS（軽く）
⑤	一次抗体の反応　湿潤箱中にて，室温1時間 抗体をピペットマンで滴下し，組織全体によく馴染ませる． 撹拌しながら反応させると，より綺麗に染まることもある． 洗浄　PBS　5分×3
⑥	二次抗体の反応 市販ポリマー試薬（HRP標識ポリマー結合抗マウスポリクローナル抗体，またはHRP標識ポリマー結合抗ウサギポリクローナル抗体）湿潤箱中にて，室温30〜45分
⑦	DABによる発色 ・使用直前に，基質溶液を各班で学生が作製する． ・調製した溶液を切片上に滴下し，顕微鏡下で観察しながら発色を観察する． ・発色後，発色液をビーカーに捨て，蒸留水を入れた染色バットに漬けて発色反応を止める．さらに5分ほど流水水洗を行う．10分以上反応させても発色しない場合は，あきらめる． ・DABには発癌性があるので，取り扱いに注意する．手袋着用． ・スライドガラス1枚ずつを各自が行うこと． （標本数が多い場合は，溶液を入れたドーゼに切片を漬けてもよい．）
⑧	マイヤーのヘマトキシリンによる核染色 ・核に目的抗原が存在する場合，染まりすぎないように注意する． ・30秒ごとに確認し，数回繰り返したほうがよい． ・水洗（色出し）　1〜5分間
⑨	脱水　エタノール　5分×3
⑩	透徹　キシレン　5分×3
⑪	封入 疎水性の封入剤使用．常に切片が乾燥しないように注意すること．非特異的な染色の原因となる．

結果

陽性——茶色
＜評価の仕方＞染色が上手くいったかどうか．
→非特異的な染色がなく，目的とする細胞の局在部分にのみ陽性を認めるかどうか．
陽性細胞の分布，陽性細胞数，発色の濃淡の程度などについて，観察し考察する．

意義

【例】 CD20 モノクローナル抗体を用いて，反応性リンパ節（扁桃，リンパ節，虫垂など）を染色した場合．希釈倍率：×200 にて使用．抗原賦活なし（図Ⅱ-10）．

陽性細胞は，正常ないし腫瘍性のB細胞で，陽性部位は細胞膜である．最も信頼できるB細胞性マーカーの一つで，B細胞性リンパ腫の診断には最も基本的な抗体である．正常であればBリンパ球は濾胞を形成する傾向にあるため結節性の集簇を示し，濾胞間には陽性を示す immnoblasts が散在性に分布する（図Ⅱ-11-a）．これが正常の免疫学的な構造（immunoarchitecture）である．しかし，悪性リンパ腫ではこの構造が崩れ，びまん性シート状かつ密な浸潤像となる（図Ⅱ-11-b）．

また，分子標的治療薬としてリツキシマブ rituximab（リツキサン）がある．これは，抗ヒト CD20 ヒト・マウスキメラ抗体からなるモノクローナル抗体であり，高い抗腫瘍効果を発揮する．このことからも抗 CD20 抗体染色結果は極めて重要である．

図Ⅱ-10 反応性リンパ節におけるCD20の発現

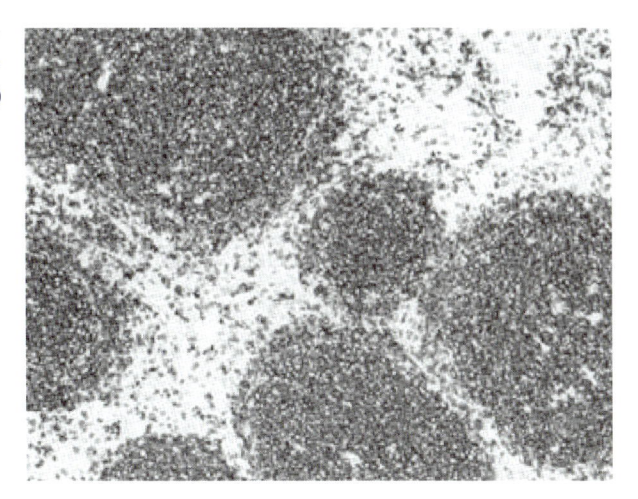

図Ⅱ-11 CD20の結果

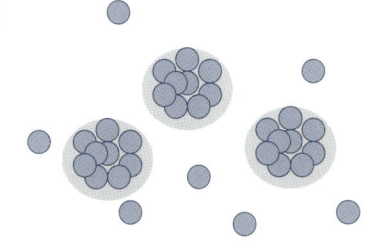

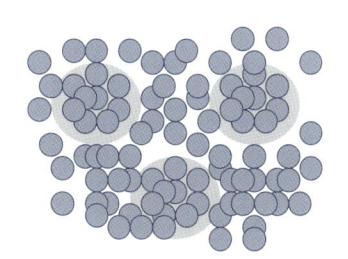

a：正常（反応性）の場合：集簇傾向 　　b：悪性リンパ腫：びまん性となる

付：LSAB法

試薬調製

0.02 % 3,3'-diaminobenzidine（DAB）溶液

染色バット	丸型：50 ml 分	四角型：150 ml 分
DAB	0.01 g	0.03 g
PBS	50 ml	150 ml
30% H_2O_2	5 µl	15 µl

二次抗体の反応

ビオチン化二次抗体　室温　15 分
PBS 洗浄　5 分×3
ストレプトアビジン　室温　30 分
PBS 洗浄　5 分×3

DABによる発色

0.02 % DAB 溶液使用

（佐藤妃映）

III

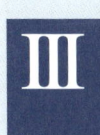

細胞学的検査法

1 細胞診標本作製のための基本的な検体処理

III 細胞学的検査法

検体処理の目的

細胞診では，生体のほぼすべての部位から自然排泄，擦過，穿刺吸引された検体が対象となる．検体が採取されたあと，スライドガラスへの細胞塗抹〜固定〜染色を行い標本が作製されるが，塗抹〜固定までを特に**検体処理**という．

細胞は生体から剥離した瞬間から変性が始まり，この変性をできるかぎり生体時の状態に近いかたちにとどめ，かつ目的とする染色の準備操作を**固定**という．

細胞診に用いられる固定法は**湿固定法**と**乾燥固定法**に大別される．

湿固定は，通常95％エタノールで30分以上行うのが望ましく，固定のあとでPapanicolaou（パパニコロウ）染色が行われる．

乾燥固定は，血液系疾患が疑われる場合や，細胞数が少なく剥離を防止する目的で，髄液などの場合に使用される．ドライヤーの冷風で急速乾燥させたあとメタノールで固定し，通常，May-Giemsa（メイ・ギムザ）染色が行われる．

＊標本の良し悪しは，固定の良否により決定するといっても過言ではない．

＊湿固定の際に固定液中に1週間以上保存すると，染色性が若干低下する．

学習目標

①細胞変性を防ぐため，細胞をガラスに塗抹後，素早く固定をすることができる．
②湿固定法と乾燥固定法の違いを説明することができる．
③検体に応じた固定前の処理法を説明することができる．

実習内容

①湿固定法と乾燥固定法の長所・短所を学ぶ．
②喀痰，尿，体腔液の検体処理〜固定までの手技を学ぶ．
③感染に十分留意した検体処理法を学ぶ．

実習準備

＊実習材料は感染の可能性もあることを想定した取り扱いが必要である．

<検体>
喀痰，尿，体腔液
<器具>
手袋，ピンセット，スライドガラス，ドライヤー，ドーゼ
<試薬>
95％エタノール，メタノール

<装置>

ドラフト（できるかぎり，この中で行う）

手順・操作

■ 喀痰の塗抹・処理

① 検体の性状を観察しやすいように透明の容器を使用する．

↓

② 暗い紙を背景にして性状をよく観察する．

↓

③ 検体採取はピンセット，スライドガラスの縁などを使って行う．

採取部位は，血痰部を認める場合その部分を優先し，血液成分とその境界部分から採取する．血痰部分を認めない検体では粘液性〜粘稠性部を優先し，さらに他の性状部からも採取する．

＊ピンセットを使用する場合は検体の数だけ用意し，使用後は消毒液に入れ，感染防止に配慮する．

↓

④ 上記の3〜5カ所の部位から小豆〜大豆大の喀痰を採取し，片方のスライドガラスにのせ，もう1枚のスライドガラスと挟んで圧力をかけ，喀痰を伸展する．前後または左右に引き離し，ただちに固定する．すり合わせ回数が多いほど細胞破壊や核線が生じるため，3〜4回程度が望ましい．塗抹面は45〜50 mmの範囲に収まるようにする（図Ⅲ-1）．

図Ⅲ-1 喀痰の塗抹

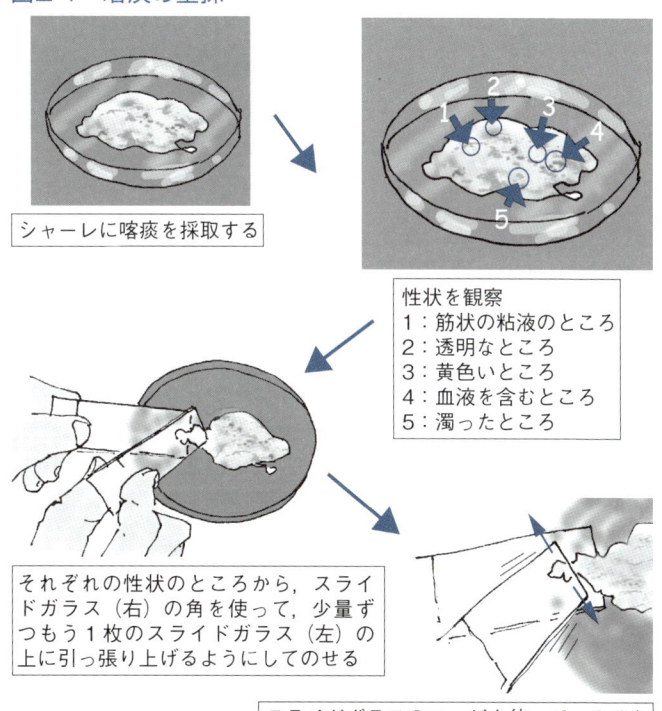

シャーレに喀痰を採取する

性状を観察
1：筋状の粘液のところ
2：透明なところ
3：黄色いところ
4：血液を含むところ
5：濁ったところ

それぞれの性状のところから，スライドガラス（右）の角を使って，少量ずつもう1枚のスライドガラス（左）の上に引っ張り上げるようにしてのせる

スライドガラスのエッジを使って，のせた喀痰を切り，必要量をガラス上に残す

以上の操作を繰り返し，5カ所程度から喀痰をサンプリングする．最終的な喀痰の量は小豆粒大くらいを目安とする．これをスライドガラス2枚で擦り合せて，2枚のガラス上に均等に塗抹する

■ 体腔液の塗抹・処理

plas α　凝固防止のために抗凝固剤が添加される．

① 検体の肉眼的観察が重要であり，検体の採取量，色調，清濁，凝固（フィブリン析出）の有無や，血性，漿液性，粘液性，膿性などの性状をよく確認する．

血液混入の著しい場合

検体を一度遠心し，沈渣の状態を確認し，必要に応じて二重遠心法や溶血法を行ったあと，細胞の塗抹を行う．バフィーコート（癌細胞が集まりやすい部分）が明瞭な場合は二重遠心法を，またバフィーコートが不明瞭な場合や赤血球が多く沈渣物が少ない場合は溶血法を行う（図Ⅲ-2）．

図Ⅲ-2　血性液状検体の処理

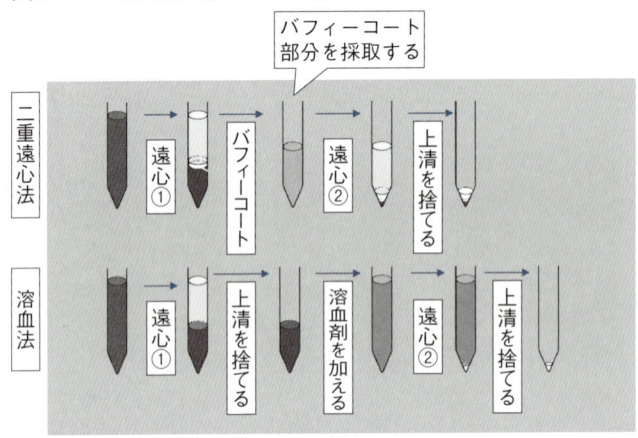

二重遠心法：一度遠心したあと，赤血球の採取を最小限にしてバフィーコート部分を抽出し，再遠心することで，遠心管の細くなった部分に有核細胞を効率よく収集する方法．

溶血法：溶血剤として，0.9％塩化アンモニウム溶液，1.2％シュウ酸アンモニウム溶液，1％サポニン溶液などが用いられる．迅速検査時には，細胞変性はやや強いが，溶血速度の速い（3～5分程度）1.2％シュウ酸アンモニウムを用い，通常検査では溶血にやや時間を要するが（5～10分程度），細胞変性の少ない0.9％塩化アンモニウムを用いる．

plas α　細胞検査士会では，3,000 rpm，2～5分間を推奨している．

② 遠心は1,500rpm，5分間とし，遠心管は先細遠心管を使用する．

③ 塗抹方法（引きガラス法）
　　スライドガラスの一端に適量を滴下し引きガラスで塗抹する．引きガラス法では癌細胞などの大型細胞集塊が引き終わりに集まりやすい．
　　湿固定時に引き終わりが乾燥しやすいため，引き終わりに少量の沈渣物が残るように塗抹する．

④ ただちに固定液に入れる．

図Ⅲ-3 尿採取：遠心から採取まで

遠心は1,500rpm，5分

遠心管を下に向けたまま毛細管現象を利用して，キャピラリーピペットで採取する

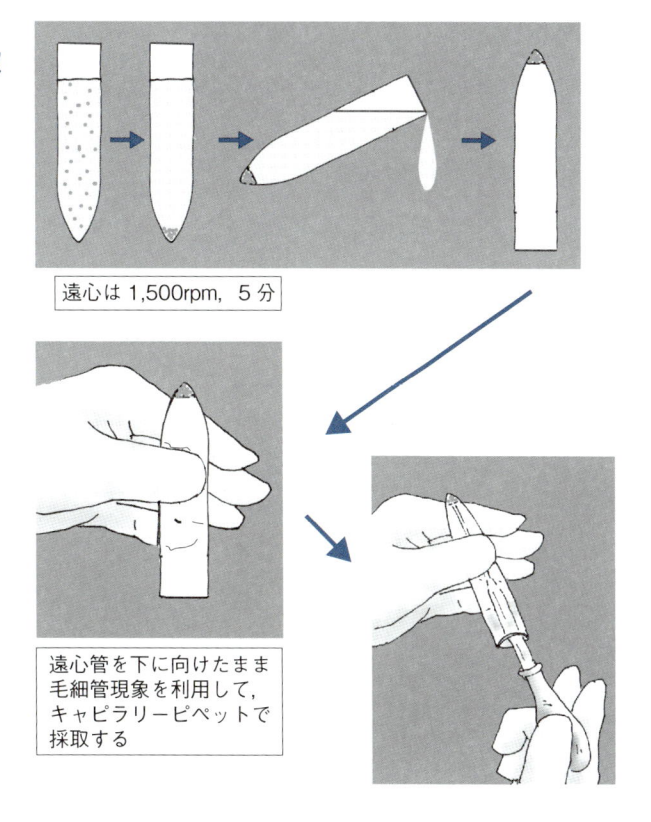

図Ⅲ-4 液状検体の塗抹法

引きガラス塗抹法

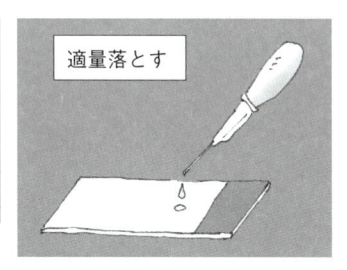

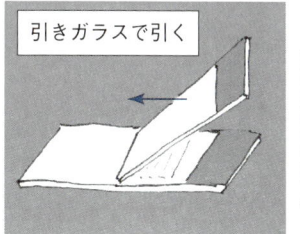

適量落とす

引きガラスで引く

沈渣成分の多い場合に適する．引き終わりがスライドガラスの一端より最低5mmくらい手前で止めるようにする

ピペット塗抹法

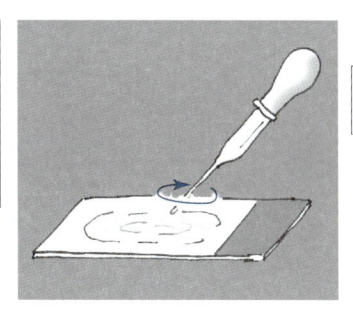

沈渣成分が少ない場合に適する．ピペットで楕円形に塗抹する

図Ⅲ-5 液状検体の細胞量による塗抹法の違い

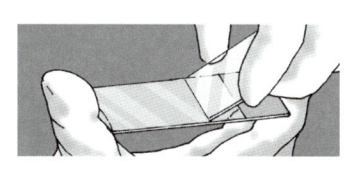

細胞成分の多い検体では，引きガラスの角度を低くして，やや遅めに塗抹する

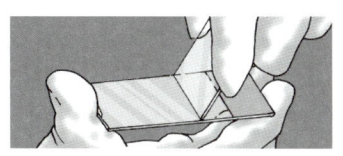

細胞成分の少ない液状検体では，引きガラスの角度を高くして，早めに塗抹する

■ 尿の塗抹・処理

advice 採尿後，遅くとも3時間以内に処置する．

① 採尿後，迅速に処理することが望ましいが，細胞を十分集めるためには，前処理として，尿を室温で1～2時間静置し，上清を捨てて下層の細胞の多い部分を遠沈することが望ましい．（しかし，実習では時間内に処理する必要があるので，採尿は最初に行い，静置しておく．）

⬇

advice 細胞検査士会では，2,000～3,000 rpm，2分間を推奨している．

② 遠心は1,500 rpm，5分間とし，遠心管は先細遠心管を使用する．

⬇

③ 引きガラス塗沫法でのポイントは，遠心管を下に向けたまま毛細管現象を利用して，キャピラリーピペットで採取する（図Ⅲ-3）．

⬇

④ 引きガラス法またはピペット法で塗抹する（図Ⅲ-4，-5）．

⬇

⑤ ただちに固定液に入れる．

文献：
1) 西　国広編：細胞診のすすめ方（第2版）．近代出版，東京，2007．
2) 田中　昇編著：臨床検査講座別巻／細胞診．医歯薬出版，東京，2004．
3) 細胞検査士会：細胞診標本作製マニュアル「呼吸器」．細胞検査士会，2003．
4) 細胞検査士会：細胞診標本作製マニュアル「泌尿器」．細胞検査士会，2005．
5) 細胞検査士会：細胞診標本作製マニュアル「体腔液」．細胞検査士会，2008．

（三宅康之／協力：藤田　勝）

2 染色法

III 細胞学的検査法

1 パパニコロウ (Papanicolaou ; Pap) 染色

Pap染色の目的

①高濃度アルコールで染色されるため，細胞の透過性に優れ，重なり合った細胞も観察できる．
②重層扁平上皮細胞の分化に応じて細胞質が染め分けられる．
③核のクロマチンパターンを詳細に観察できる．

実習目標

① Pap染色の染色原理を説明できる．
② Pap染色を行える．
③ Pap染色の染色性の評価ができる．

実習内容

①染色の準備（器具・試薬など）について学ぶ．
②染色法に関する留意点について学ぶ．
③染色結果の評価について学ぶ．

実習準備

<器具>
バット（溝〈柵〉なし，必要に応じて蓋），染色かご，水洗槽，マッペ，カバーガラス，ピンセット，タイマー，新聞紙（染色系列の下に敷いておくと後片付けがしやすい）

<装置>
顕微鏡（染色状態の確認用）

<試薬>
ギルのヘマトキシリン液，オレンジG-6（OG-6），EA-50（いずれも市販の液でよい），0.5％塩酸アルコール溶液，95％・80％・70％・50％各濃度のエタノール，キシロール，マリノール等の疎水性封入剤

Pap染色での各色素の分子量の違いと，染色の原理を理解する．

原理

核染色

ヘマトキシリン色素自体は染色性を有さないが，酸化剤により生じたヘマテインが媒染剤の金属部分と錯体を形成すると，（＋）に荷電した塩基性色素となる．核の主成分であるDNAのリン酸基は（－）に帯電しているため，（＋）に荷電したヘマトキシリンとイオン結合し，核が染まる．

細胞質染色

オレンジG，エオジン，ライトグリーンは酸性色素であり，（－）に荷電している．

細胞質の主成分である蛋白質は酸性条件下で（＋）に荷電するため，（－）に荷電した色素とイオン結合し，細胞質が染まる．色素による染め分けには細胞質の構築と色素分子の大きさの違いが関係している．各色素の分子量はオレンジG 452.4＜エオジン691.9＜ライトグリーン792.9である．

細胞構築の緻密な細胞（角化細胞）には分子量の小さい色素が入り込んで結合する．

構築の粗な細胞にはいずれの色素も入り込むが，分子量の小さい色素は分子運動が活発で細胞質と安定な結合が起きにくい．しかし，分子量の大きい色素は分子運動が緩慢で，移動性が小さいので，疎な部分へ入り込むと強い結合をするようになる．

手順・操作

①	固定	95％エタノール	15分以上	湿固定を厳守する
②	親水	80％エタノール	10回出し入れ	塗抹標本は細胞が剥離しやすいので，丁寧に，かつ乾燥させないように出し入れする
		70％エタノール	10回出し入れ	
		50％エタノール	10回出し入れ	
		水洗	水になじませる	標本の表面が水をはじいていない状態にする
③	核染色	ギルのヘマトキシリン液	3分	数回出し入れしたあと，時間を計る
④	分別	水洗	30秒	ヘマトキシリン液を次液に持ち込まないよう，ここでよく落とす
		0.5％塩酸・70％エタノール	5～10回出し入れ	塗抹面がピンク色に変わったら即座に流水水洗へ移す
⑤	色出し	流水水洗	5分	標本が流水に直接当たらないようにする．途中，顕微鏡で核の染まり具合を確認する*

* **核の染色性の確認**：好中球の核を基準とする．顕微鏡にて，細胞質がすっきり白く抜け，核縁とクロマチンのみ染まった状態がよい

⑥	脱水	50%エタノール	10回出し入れ	乾燥させないように出し入れする
		70%エタノール	10回出し入れ	
		80%エタノール	10回出し入れ	
		95%エタノール	10回出し入れ	
⑦	細胞質染色	OG-6	2分	数回出し入れしたあと,時間を計る
⑧	分別	95%エタノール	10回出し入れ	OG液を次液に持ち込まないよう,ここでよく落とす
		95%エタノール	10回出し入れ	
⑨	細胞質染色	EA-50	3分	数回出し入れしたあと,時間を計る
⑩	分別	95%エタノール	10回出し入れ	EA液を次液に持ち込まないよう,ここでよく落とす
		95%エタノール	10回出し入れ	
⑪	脱水	100%エタノール	10回出し入れ	脱水が不十分だと,標本は透明度が低く,くすんだ色調になるので,注意する
		100%エタノール	10回出し入れ	
		100%エタノール	10回出し入れ	
⑫	透徹	キシロール	10回出し入れ	標本に水滴がついているようなら脱水が不十分なので,脱水をやり直す
		キシロール	10回出し入れ	
		キシロール	10回出し入れ	
⑬	封入			塗抹標本は細胞が剥離しやすいので,コンタミネーションを避けるため,封入剤はカバーガラスにつける.封入剤をとるガラス棒やスポイトも塗抹面に触れないように注意する*

染色結果

核——青藍色～青紫色

細胞質

  扁平上皮系:表層細胞——ピンク色～オレンジ色

      中層細胞——淡青緑色

      深層細胞——淡青緑色～濃青緑色

  腺細胞・尿路上皮・中皮細胞——淡青緑色～青緑色

核小体——赤色～青紫色

赤血球——オレンジ色～朱色～緑色

粘液物質——青藍色～青紫色

* 封入:封入剤が多すぎると,カバーガラス上にはみ出して鏡検しにくい.少なすぎると退色しやすいため,経験により適量を理解する.
気泡を入れないようにする操作を習得する.
封入がうまくいかない場合は,別に用意したキシロールに入れてカバーガラスをはがし,封入をやり直すのがよい.
カバーガラスは無理にはがすと細胞剥離の原因になるので注意する.
封入剤はキシロールで希釈するが,使用直前に行うと気泡が入りやすいので,事前に準備しておく.

図Ⅲ-6 正常扁平上皮細胞(子宮腟部擦過) ×60

表層細胞(a)の細胞質がピンク色に,中層細胞(b)の細胞質が淡青緑色に染まっている.好中球(c)の細胞質は無色～淡青緑色で,核縁とクロマチンが青紫色に染まっている

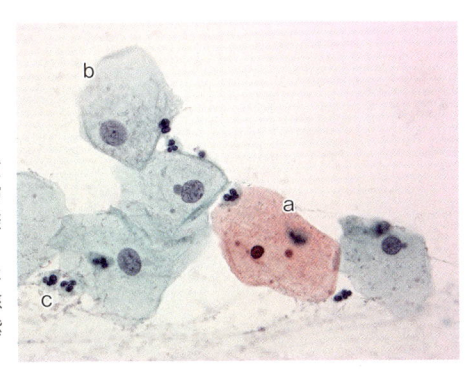

表Ⅲ-1　Papanicolaou染色とMay-Giemsa染色の相違点

	Pap染色	MGG染色
固定法	湿固定	乾燥固定
細胞剥離	生じやすい	ほとんど生じない
細胞の大きさ	小型，立体的	大型（Pap染色より大きい），平面的
細胞集塊	観察容易	観察困難
細胞質	・扁平上皮細胞の分化・角化を評価しやすい ・細胞間の結合性がわかりやすい	・細胞質内顆粒の観察が容易 ・細胞間の結合性はわかりづらい
核所見	核形不整・核小体・クロマチン構造の観察に適する	核形不整の観察はPap染色よりわかりづらい
材料による適応	全般	・液状検体や穿刺吸引検体などの細胞量の少ない検体に利用される ・造血器腫瘍・非上皮性腫瘍の観察に有用 ・婦人科検体・喀痰には適さない

Papanicolaou染色とMay-Giemsa染色は，それぞれお互いの欠点を補いあう利点を有する

(尾野　緑・蒲　貞行)

2 メイ・グリュンワルド・ギムザ (May-Grünwald-Giemsa；MGG) 染色

* パッペンハイム（Pappenheim）染色ともいう．

MGG染色の目的

①ギムザ液で核を，メイ・グリュンワルド液で細胞質や細胞内顆粒を染める二重染色である．
②造血器腫瘍や非上皮性腫瘍の鑑別に有用な染色であり，染色手技が簡便で，迅速細胞診にも応用される．
③扁平上皮細胞の分化や細胞集塊の観察には適さないため，婦人科材料や喀痰標本には不適当であるが，細胞剥離が少ないことから，Papanicolaou（パパニコロウ）染色では細胞剥離が生じやすい液状検体などでは併用すべき染色法である．

実習目標

① May-Giemsa（メイ・ギムザ）染色を行うことができる．
② May-Giemsa 染色の染色性の評価ができる．

実習内容

①染色の準備（器具・試薬など）について学ぶ．
②染色法に関する留意点について学ぶ．
③染色結果の評価について学ぶ．

実習準備

<器具>

ドライヤー，メスシリンダー，駒込ピペット，湿潤箱（標本を平行に並べて染色できる容器），洗浄ビン，水洗槽，マッペ，カバーガラス，ピンセット，タイマー，新聞紙（染色系列の下に敷いておくと後片付けがしやすい）

<装置>

顕微鏡（染色状態の確認用）

<試薬>

ギムザ液，メイ・グリュンワルド液（いずれも市販の液でよい），リン酸緩衝液，キシロール，封入剤
・ギムザ使用液：1/15 mol/l リン酸緩衝液 1〜2 ml にギムザ原液 1 滴を混和する．1 枚のスライドガラスに約 3 ml 必要なので，染色枚数相当分を作製する．

advice　ギムザ使用液の作製：
・染色不足の場合に備え少し余分に作製する．
・使用直前に希釈して用意する．
・希釈後，時間の経過に伴い染色性が低下する．
・リン酸緩衝液にギムザ原液を加えること．逆にすると沈殿物を生じやすい．

手順・操作

重積法

①	塗抹後，ただちにドライヤーの冷風で急速乾燥		ゆっくり乾燥させると乾燥むらができ，細胞所見が不明瞭になるので，必ず急速に乾燥させる
②	メイ・グリュンワルド液を標本上に盛る	3分	メイ・グリュンワルド液はメタノール溶液で蒸発しやすいため，液をたっぷりと盛る
③	等量のリン酸緩衝液を加え，標本上で混和する	1分	軽く揺り動かし，混和する．表面張力を利用し，液をこぼさないように注意する
④	流水水洗	30秒〜1分	塗抹面が乾燥しないうちに流水中にスライドガラスを沈める
⑤	ギムザ希釈液を標本上に盛る	15〜30分	色素塊の沈着を防ぐために，液を盛ったら軽く揺り動かすとよい．ギムザ希釈を薄めにして，時間をかけて染めるときれいに染まる
⑥	水洗		色素の沈殿を防ぐために，洗浄ビンを用いてスライドガラスの端から水を注ぎ，色素を浮き上がらせ，他方からこぼれ落ちるようにするとよい〈染め上がりの調整〉
⑦	乾燥		十分，乾燥させる．色素が水やエタノールに溶出しやすいので，エタノールによる脱水をしてはいけない
⑧	キシロール透徹		キシロールに浸す前に顕微鏡で染まり具合を確認する
⑨	封入		

advice 染め上がりの調整
染色不足の場合：残しておいたギムザ使用液を2〜3分程度追加する．
過染の場合：標本に水を盛り，ゆっくり脱色する．

染色結果

核——紫〜赤紫色

核小体——淡紅色〜淡青色

細胞質——淡青色〜青藍色（幼若な細胞ほど青味が増す）

図Ⅲ-7 非ホジキンリンパ腫(リンパ節捺印) ×60

中型のリンパ腫細胞の核クロマチンが紫〜赤紫色に染まっている

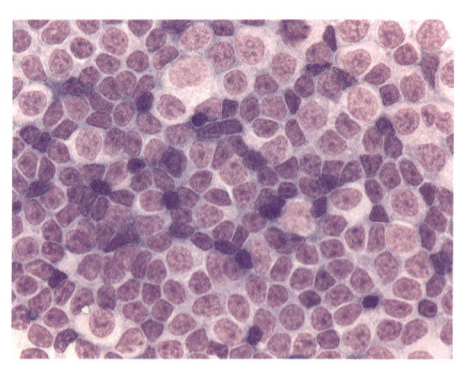

（尾野 緑・蒲 貞行）

3　PAS (periodic acid Schiff) 反応

PAS反応の目的

PAS反応は主として糖原の検出に使用されるが，真菌や赤痢アメーバにも陽性を示す．

学習目標

①PAS反応の染色原理を説明できる．
②PAS反応を行える．
③PAS反応の染色性の評価ができる．

実習内容

①染色の準備（器具・試薬など）について学ぶ．
②染色法に関する留意点について学ぶ．
③染色結果の評価について学ぶ．

実習準備

＜器具＞

バット（溝〈柵〉なし，必要に応じて蓋），染色かご，水洗槽，マッペ，カバーガラス，ピンセット，タイマー，新聞紙（染色系列の下に敷いておくと後片付けがしやすい）

＜装置＞

顕微鏡（染色状態の確認用）

＜試薬＞

・95%・80%・70%・50%各濃度のエタノール
・キシロール
・マリノール（封入剤）
・0.5%過ヨウ素酸水溶液
　　過ヨウ素酸　　　0.5 g
　　蒸留水　　　　　100 ml
・シッフ液
　　塩基性フクシン　　　1 g
　　重亜硫酸ナトリウム　1 g
　　1 N塩酸　　　　　　20 ml
　　蒸留水　　　　　　　200 ml
・亜硫酸水
　　10%メタ重亜硫酸ナトリウム　6 ml
　　1 N塩酸　　　　　　　　　　5 ml
　　蒸留水　　　　　　　　　　100 ml

| 原理 | 糖質に含まれる1,2グリコール基群を過ヨウ素酸で酸化し，生じた2分子のアルデヒド基がシッフ試薬1分子と結合して，赤紫色の化合物を形成する2つの反応を利用したものである． |

手順・操作

①	95%エタノール湿固定	30分以上
②	90%・80%・70%エタノール液で親水操作を行う	
③	0.5%過ヨウ素酸水溶液	5〜10分
④	シッフ試薬	15〜20分
⑤	亜硫酸水（3槽）	各2分
⑥	水洗	
⑦	マイヤーのヘマトキシリン液	5分
⑧	色出し	10分
⑨	70%・80%・90%・100%・100%エタノールで脱水	
⑩	キシロールで透徹，封入	

＊注意すべき所見：エタノール固定におけるPAS反応では，糖原が細胞内を移動することがあり，注意を要する（顆粒状か粘液状か）．

染色結果

陽性部位（中性粘液，糖原）――赤紫色

核――青藍色

赤痢アメーバ，甲状腺コロイド，真菌，好中球など――赤紫色

図Ⅲ-8 PAS反応（悪性中皮腫：胸水）

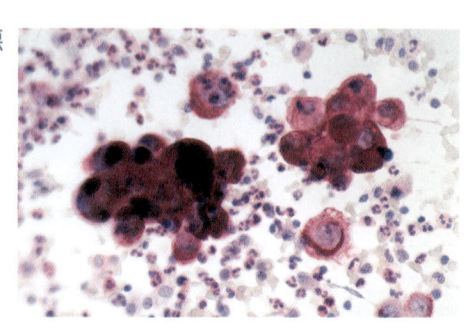

（金子千之）

4 アルシアン青 (alcian blue) 染色

アルシアン青染色の目的

アルシアン青染色は主として酸性粘液多糖類を検出する．

学習目標

①アルシアン青染色でのpHの違いによる陽性物質を説明できる．
②アルシアン青染色を行える．
③アルシアン青染色での染色性の評価ができる．

実習内容

①染色の準備（器具・試薬など）について学ぶ．
②染色法に関する留意点について学ぶ．
③染色結果の評価について学ぶ．

実習準備

＜器具＞

バット（溝〈柵〉なし，必要に応じて蓋），染色かご，水洗槽，マッペ，カバーガラス，ピンセット，タイマー，新聞紙（染色系列の下に敷いておくと後片付けがしやすい）

＜装置＞

顕微鏡（染色状態の確認用）

＜試薬＞

・95％・80％・70％・50％各濃度のエタノール
・キシロール
・マリノール等の封入剤
・pH2.5 アルシアン青染色液
　　アルシアン青 8GX　　1 g
　　3％酢酸水溶液　　　100 ml
・ケルンエヒトロート液
　　ケルンエヒトロート　0.5 g
　　硫酸アルミニウム　　5 ml
　　蒸留水　　　　　　　100 ml

* 一般的に，PAS反応陽性物質とアルシアン青陽性物質とは異なる物質とされている．

* アルシアン青染色にはpH1.0とpH2.5の2種類がある．pH1.0は硫酸基，pH2.5はカルボキシル基と硫酸基にそれぞれ反応する．

手順・操作

①	95％エタノール湿固定	30分以上
②	90％・80％・70％エタノール液で親水操作を行う	
③	3％酢酸水溶液	2〜3分
④	pH 2.5アルシアン青染色液	10〜20分
⑤	3％酢酸水で分別	2〜3分
⑥	ケルンエヒトロート液	3〜5分
⑦	水洗	1分
⑧	70％・80％・90％・100％・100％エタノールで脱水	
⑨	キシロールで透徹，封入	

advice 軟骨組織や杯細胞，中皮細胞のsurface coatが陽性を示す．

advice 悪性中皮腫
pH2.5アルシアン青染色：陽性
pH1.0アルシアン青染色：陰性

染色結果

酸性粘液多糖類——青色
核——赤色

図Ⅲ-9 pH2.5アルシアン青染色（悪性中皮腫：胸水）

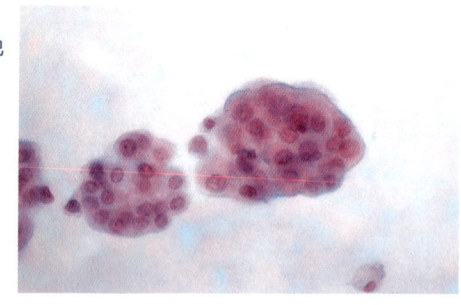

（金子千之）

III 細胞学的検査法

3 細胞診の標本観察の基本および婦人科細胞診の見方

検査の目的

細胞診の主な目的として，以下の4点をあげることができる．
①細胞診標本に健常者には通常認められない所見がみられるかどうか ⇒ ②存在するとすれば良性か悪性か ⇒ ③悪性ならば，どのような病変か ⇒ ④治療効果がみられるかどうか．

細胞診では，生体のほぼすべての部位から自然排泄，擦過，穿刺吸引などにより採取された検体が検査対象となるため，標本内に出現する細胞が由来する臓器の解剖学や組織学，病理学，生理学などの理解が必要である．

ここでは，細胞診の学習の基礎となる Papanicolaou（Pap；パパニコロウ）染色による婦人科標本〔主に子宮腟部〜頸部標本〕を用いて，スクリーニング法（p.112 参照）⇒ 正常細胞の所見 ⇒ ホルモン細胞診（p.115 参照）⇒ 異常と思われる細胞所見の順に学習する．

advice 施設にもよるが,日常の細胞診検査で最も多いのは子宮腟部〜頸部標本である.

学習目標

①異常と思われる細胞所見を見落とさないように，標本をスクリーニングすることができる．
② Pap 染色の原理（p.102 参照）とその染色性について理解することができる．
③婦人科細胞診に必要な解剖学と生理学を理解することができる．
④擦過標本にみられる各種正常細胞の特徴とホルモン細胞診について理解することができる．
⑤異常と思われる細胞所見をマーキング（p.112 参照）することができる．
⑥異常と思われる細胞所見から，その原因となる主要病変について理解することができる．

plas α 生体から採取された細胞をガラスに塗抹されたものを一般にスメア（smear）と呼ぶ.

実習内容

①スクリーニング法と，異常と思われる細胞所見を見落とさないための注意点を理解する．
② Pap 染色の染色原理を理解し，またその長所・短所について理解する．
③婦人科解剖学をもとに，観察倍率を変えながら出現細胞をスケッチし，その臓器や組織を考える．
④内分泌学をもとに，出現細胞の構成から成熟度指数を求め，月経周期の時期

あるいは萎縮像の判断をする.
⑤子宮腟部〜頸部擦過標本で異常と思われる細胞所見を理解しマークする.
⑥異常と思われる細胞所見をスケッチし,その原因となる主要病変について考察する.

> 実習準備

<装置>

光学顕微鏡（10倍の接眼レンズ,10倍・40倍・100倍の対物レンズが付いたもの）,マーキング用ペン（インク式ペン,マジックインクなど）,油浸レンズ（100倍の対物レンズで使用する）

<標本>

標本は写真に該当する症例をそれぞれ複数用意する.

手順・操作

1 スクリーニング（screening）法とマーキング（marking）

- **スクリーニング**：細胞診標本に,健常者には通常認められない異常所見を検出すること.
- **マーキング**：スクリーニングで検出した異常所見のある部位に目印を付けること.

advice 細胞診標本を観察するうえでの基本は,異常と思われる細胞所見を見落とさないことである.

①顕微鏡の電源を入れ,対物レンズを10倍にする.
②標本のラベルを左にして,クレンメルにセットする（図Ⅲ-1）.

advice 標本はラベルを左にしてセットするのが通例である.標本の向きは,マーク（印）がどの異常所見を指しているかに関係するため,施設ごとに決められている.

図Ⅲ-1　クレンメルへのセット

まず対物レンズを10倍にして,標本をセットする.標本のカバーガラス面を手で触れないように扱う

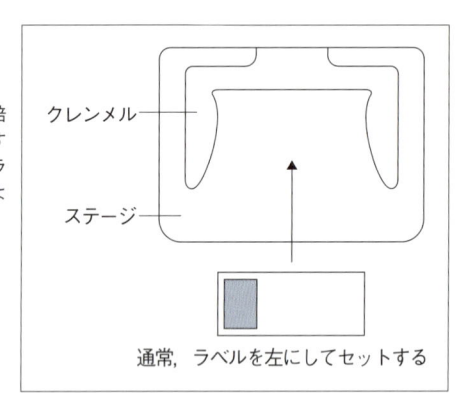

（クレンメル／ステージ／通常,ラベルを左にしてセットする）

③総合倍率100倍（10倍の接眼レンズと10倍の対物レンズ）でフォーカスを調整する.
④スクリーニング法：カバーガラスの部分を隅から隅まで漏れなく観察する（図Ⅲ-2,-3）.
⑤細胞像の観察：スクリーニングでは基本的に総合倍率100倍で行い,必要に応じて400倍で詳しく観察する.
⑥異常と思われる所見（p.118参照）のマーキング：対物100倍の視野で見ながら,たとえば異常と思われる所見（＊）の左近くにマーキ

核所見などをさらに詳細に観察する場合は油浸にて1,000倍で観察する.

step up 細胞診では,総合倍率100倍を単に低倍,400倍と1,000倍を高倍率という場合がある.

ング用ペンでマーク（◯）する．**図Ⅲ-4**を参照のこと．

マークは肉眼的にも認識できる直径1mm程度の点がふさわしい．

図Ⅲ-2　標本を移動させる場合の注意点

①，⑤，⑥などのような隅の部分も確実に観察する．④のように標本を横へ大きく移動しすぎると，異常と思われる所見を見落とすことになり，偽陰性につながるおそれがあるので注意する

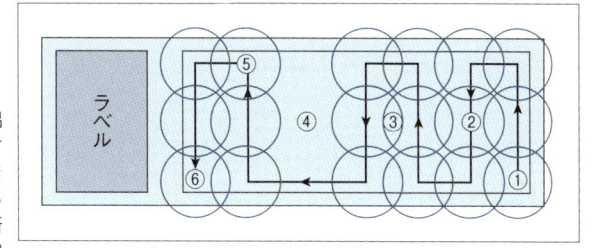

図Ⅲ-3　顕微鏡でスクリーニングする場合の注意点

図Ⅲ-2の①→⑥へとスクリーニングする場合，実際の視野では図Ⅲ-3のa→dへと移っていくことになる．この際，視野aの右端の所見（✸）が視野dの左端でもう一度観察できるように移動させる．
横への移動距離を視野の直径以内とすることにより，図Ⅲ-2の④も見落とすことなく観察することができる

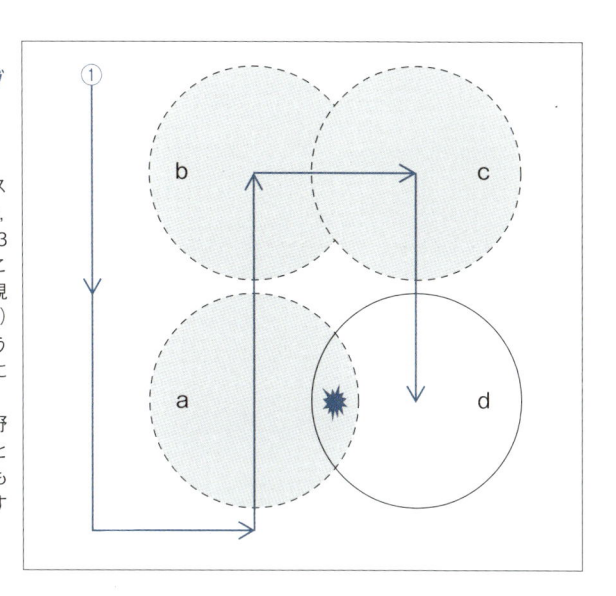

図Ⅲ-4　異常と思われる所見のマーキング

マーキングの仕方は施設により異なる

A「異常所見の左近く」のほかに，B「異常所見の下近く」，C「異常所見を上下で挟む」など，さまざまである

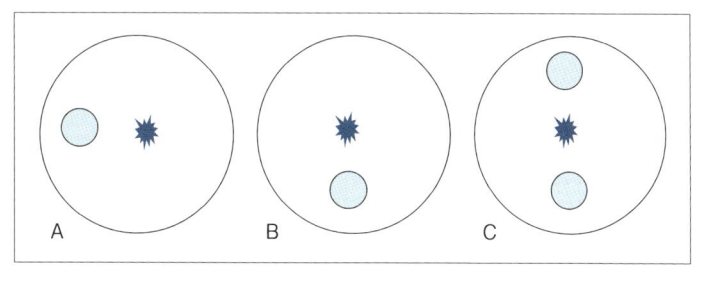

2　Pap染色の長所・短所

・Pap染色の原理（p.102参照）を理解する．
・実際の標本を見て理解する．

step up　MGG染色と比較してみよう．

図Ⅲ-5　Pap染色の長所と短所

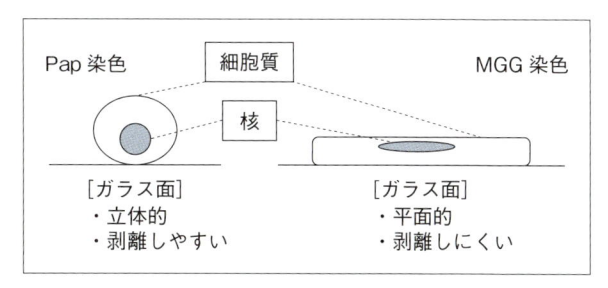

Pap染色　　　　　　　　　　MGG染色
細胞質
核
[ガラス面]　　　　　　　　　[ガラス面]
・立体的　　　　　　　　　　・平面的
・剥離しやすい　　　　　　　・剥離しにくい

　長所：a．95％エタノールにより立体的に固定されている．
　　　　　b．透明度があり，細胞の重なり合った集団でもフォーカスを

　　　　　　　上下させることにより立体的に観察することができる．
　　　　　c．細胞の分化，種別がわかりやすい．
　　　　　d．核構造の観察がしやすい．
　短所：a．Pap染色ではMGG染色と比べて，細胞のガラス面との接触
　　　　　面積が少なく剥離しやすい．
　　　　b．退色しやすい．

3 婦人科細胞診の見方

ここでは従来（conventional）法での標本について解説する．
・女性生殖器の解剖組織学（**図Ⅲ-6**）を理解する．

plas α 子宮腟部〜頸部細胞採取器具：各種ブラシ，木製スパーテルなどが使用される．

plas α 採取した細胞診検体をほぐして標本を作製し観察する方法を，液状処理細胞診（liquid based cytology）という．

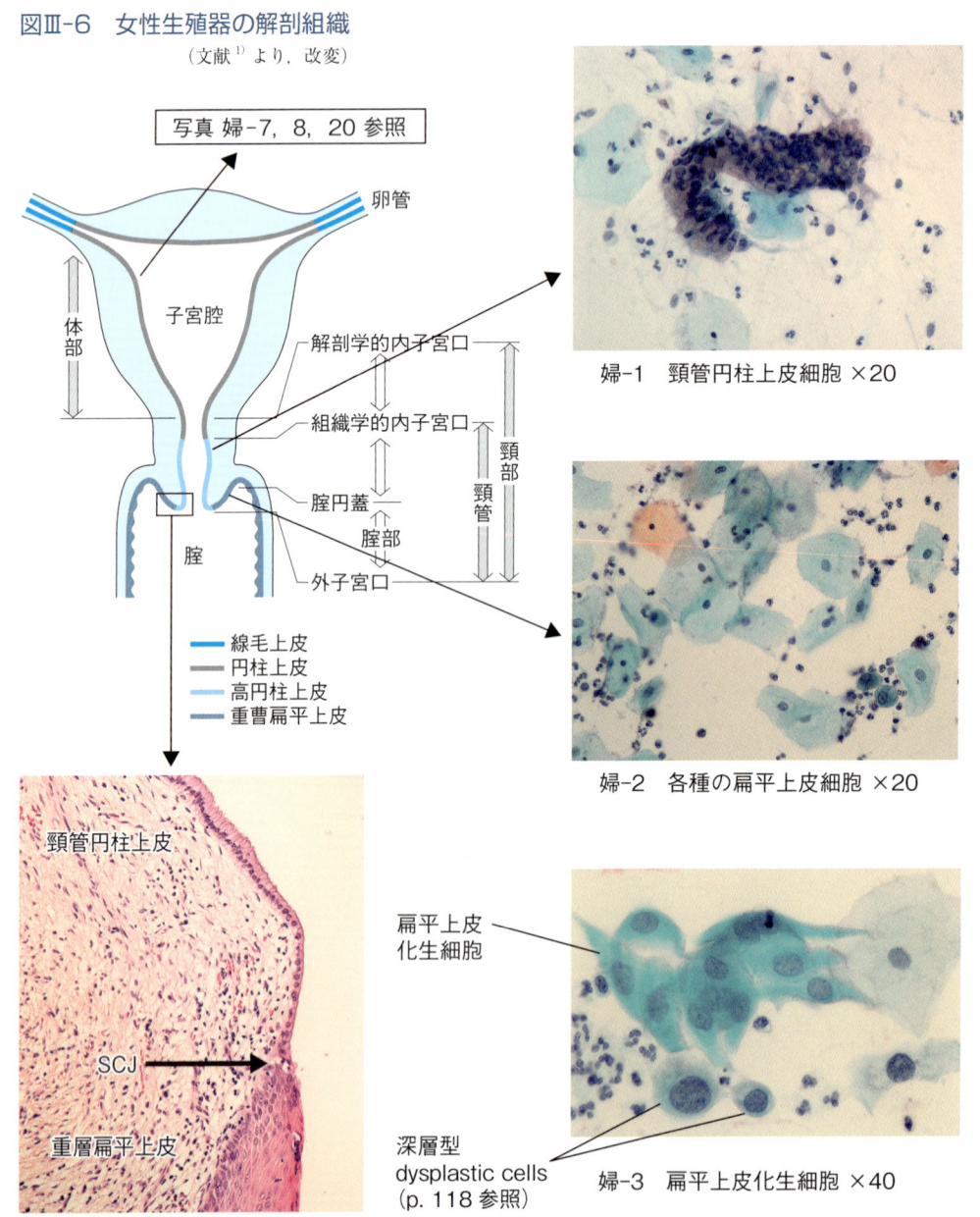

図Ⅲ-6　女性生殖器の解剖組織
（文献1）より，改変）

写真 婦-7，8，20 参照

卵管
子宮腔
体部
解剖学的内子宮口
組織学的内子宮口
腟円蓋
腟部
外子宮口
頸部
頸管
腟

─ 線毛上皮
─ 円柱上皮
─ 高円柱上皮
─ 重層扁平上皮

婦-1　頸管円柱上皮細胞 ×20

婦-2　各種の扁平上皮細胞 ×20

頸管円柱上皮
SCJ →
重層扁平上皮

扁平上皮化生細胞
深層型 dysplastic cells
（p.118参照）

婦-3　扁平上皮化生細胞 ×40

advice 化生細胞の細胞質は，ライト緑好染性で多辺〜突起状を示すことが多い．深層型 dysplastic cells とは核所見が異なる点にも注意する．

扁平円柱境界部（squamo-columnar junction；SCJ）
・子宮腟部側の重層扁平上皮（squamous epithelium）と子宮頸管側の円柱上皮（columnar epithelium）の境界部分をSCJと呼ぶ
・成熟期婦人では子宮腟部側に円柱上皮が外反し"偽びらん"の状態としてみられる
・SCJは，閉経後および初潮前の女性では，一般に頸管の内子宮側に位置し，臨床的にも観察はむずかしい
・円柱上皮部分が扁平上皮に変化する現象を扁平上皮化生といい，SCJでしばしばみられる．子宮頸癌はSCJ部分に発生しやすい

III 細胞学的検査法

4 子宮腟部～頸部標本にみられる正常細胞（図Ⅲ-7）

扁平上皮細胞（基底，傍基底，中層，表層），頸管円柱上皮，間質細胞，組織球などが出現する．

・総合倍率を変えて細胞をスケッチしよう．

図Ⅲ-7 パパニコロウ染色による各種出現細胞の染色性

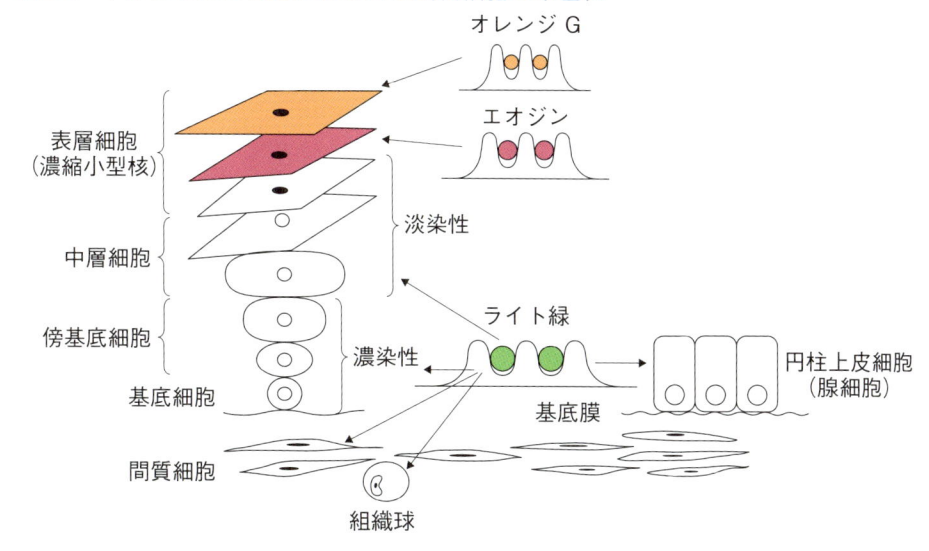

plus α 細胞質は，主に色素分子の大きさにより染め分けがなされる．

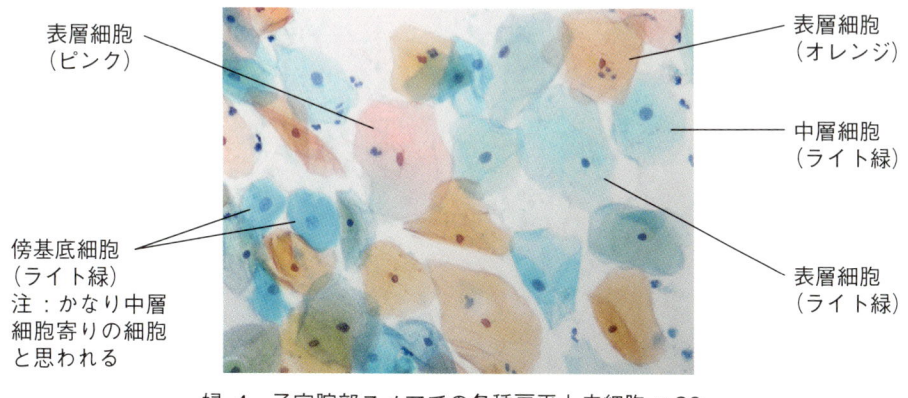

[図：パパニコロウ染色による各種細胞の染色性を示した模式図。表層細胞（濃縮小型核）はオレンジGとエオジン、中層細胞・傍基底細胞は淡染性、基底細胞は濃染性でライト緑、円柱上皮細胞（腺細胞）、間質細胞、組織球、基底膜が示されている]

[写真：婦-4 子宮腟部スメアでの各種扁平上皮細胞 ×20。表層細胞（ピンク）、表層細胞（オレンジ）、中層細胞（ライト緑）、傍基底細胞（ライト緑）注：かなり中層細胞寄りの細胞と思われる、表層細胞（ライト緑）]

advice
・通常，総合倍率100倍で全体をスクリーニングし，目的とする所見を400倍で詳細に確認する．
・総合倍率1,000倍では，核形，クロマチン構造，核小体所見，細胞同士の結合性などを詳細に観察する．
・同一標本での小リンパ球・好中球などの細胞を大きさの目安とする．

5 ホルモン細胞診

腟の細胞像から年齢や月経周期にふさわしいかどうかを調べることを目的とする．成熟婦人では，月経周期に応じて体内膜（腺上皮）とともに腟（重層扁平上皮）の細胞像が変化する．Pap染色は，その腟の細胞像の変化を調べるために適している（図Ⅲ-6）．

・月経周期図（図Ⅲ-8）をもとに，成熟度指数を求め月経周期の時期を推定する．
・子宮体内膜細胞の変化についてもスケッチしよう．

advice 成熟度指数を調べる場合，小型濃染核を有する多辺形の細胞を表層細胞とし，細胞質の染色性はライト緑～エオジン～オレンジ色でもよい．
基底細胞は，小型円形でN/C比の大きな細胞であるが，通常みられることは少ない．

advice 婦人科細胞診では年齢，最終月経，閉経年齢などをふまえて検査することが基本である．

図Ⅲ-8　月経周期図
（文献[1]より，改変）

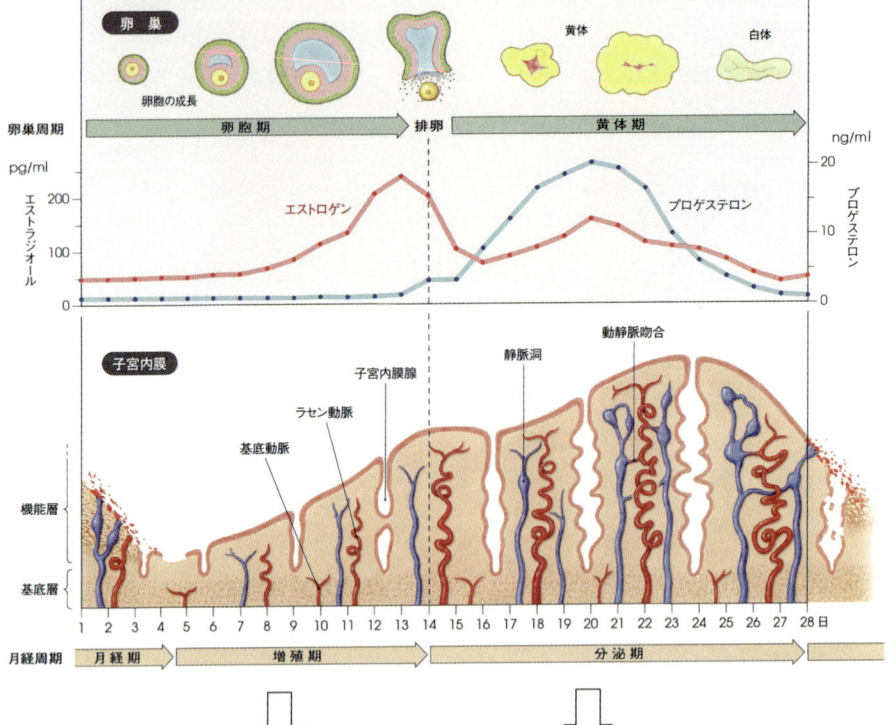

advice 写真　婦-5と6および婦-7と8の違いを観察しよう．

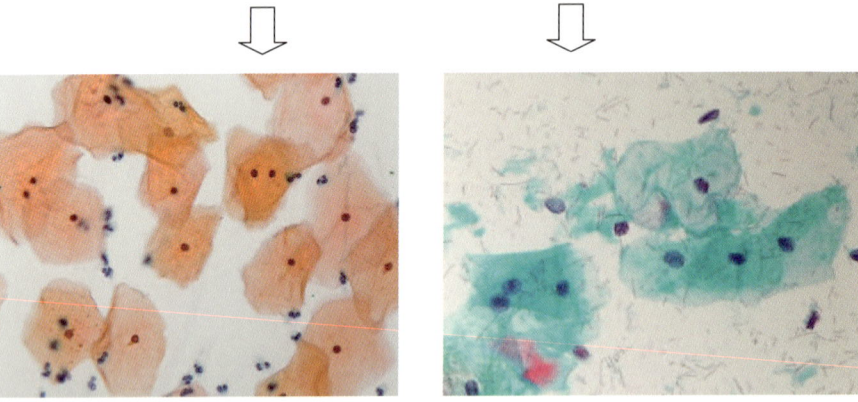

婦-5　排卵期の腟細胞像 30歳 ×20

婦-6　分泌後期の腟細胞像 48歳 ×20

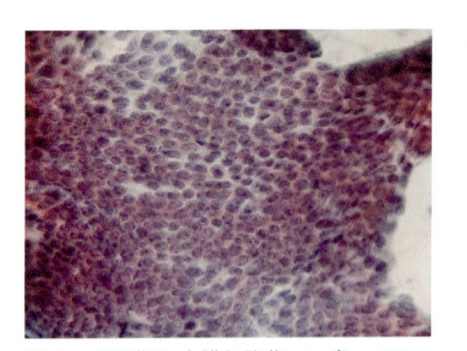

婦-7　増殖期の内膜細胞像 45歳 ×20

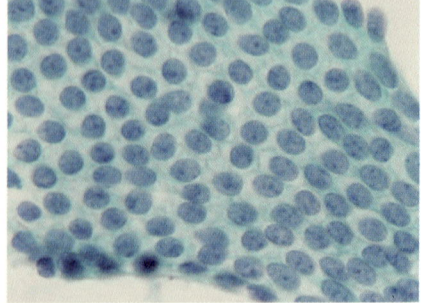

婦-8　分泌前期の内膜細胞像 40歳 ×20

成熟度指数 (maturation index；MI)

- 月経周期に伴うホルモン状態を把握する指標である．
- 腟壁より採取したスメアに出現する扁平上皮系細胞を計100個カウントし，傍基底細胞・中層細胞・表層細胞の3つに分類する．
- MI＝傍基底細胞：中層細胞：表層細胞の比で表す．
- 図Ⅲ-9を参考に，月経周期の異なる細胞像をスケッチしよう．
- 閉経女性の細胞像もスケッチしよう．

図Ⅲ-9　28日型月経周期に伴う腟スメア細胞像の推移

① 月経期(月経開始1～6日頃)：多数の赤血球，白血球，組織球を背景として，主に中層細胞が出現する．内膜細胞も混在してみられる
② 増殖期初～中期(6～12日頃)：背景の白血球，組織球は徐々に減少し，次第にエストロゲンの作用を受けたオレンジ色の表層細胞が増加する
③ 排卵期(12～16日頃)：エストロゲンの作用が頂点に達し，背景はきれいでオレンジ色の表層細胞で占められる．細胞質の折り返しはほとんどみられない（写真　婦-5）
④ 分泌期初～中期(16～24日頃)：プロゲステロンの作用により，次第にオレンジ色の表層細胞は減少し，グリコーゲン（核周囲が黄色に染まってみられる）をもつライト緑色の中層細胞が増え始め，集合性もみられる．細胞質の折り返し，背景にはデーデルライン桿菌や好中球が目立つようになる
⑤ 分泌期後期(24～28日頃)：中層細胞が主体で，デーデルライン桿菌が多いため，スメア全体が汚い背景になり，好中球も増加し，細胞融解像がみられる（写真　婦-6）

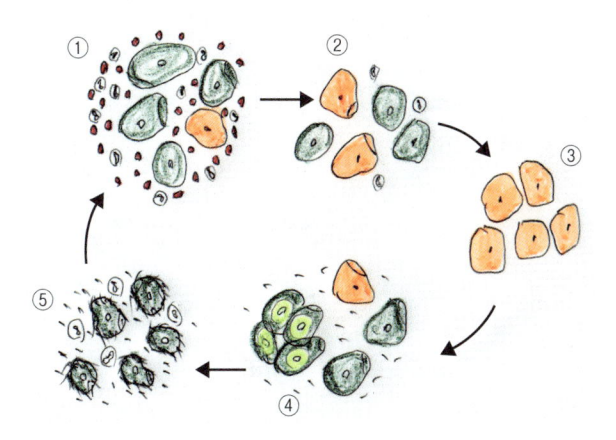

advice 月経周期による各時期の分類は成書により異なる．ここでは5つの時期に分けて解説する．

萎縮像の腟スメア

- 加齢に伴う閉経後の女性や卵巣摘出術を受けた女性でみられる細胞像は，一般に萎縮像を示す（**写真　婦-9**）．
- 傍基底細胞～中層細胞で構成され，濃縮核を有する細胞が混在している．また，中央には角化異常を伴う細胞もみられる．
- 感染を伴う場合は萎縮性腟炎という．

plas α 閉経：月経周期のみられた女性で1年以上月経がない時をもって閉経とされる．わが国での平均閉経年齢は約50歳である．

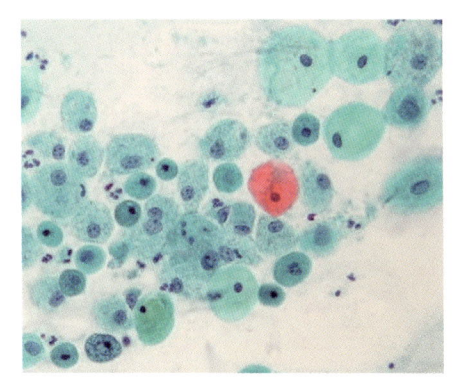

婦-9　萎縮像の腟細胞像（60歳）×20

6 異常（広義）と思われる所見

「異常と思われる所見」には異型細胞と異常細胞が含まれ，その基礎を学習する．

異常（広義）
├ 異型細胞：子宮頸部細胞診での異型細胞とは，①炎症性細胞，②再生細胞，③化生細胞，④koilocytes，⑤核異常細胞，⑥上皮内癌細胞，⑦浸潤癌細胞(扁平上皮癌，腺癌)など，形態学的観点から正常細胞が生理的に変動しうる範囲から逸脱した所見を呈するすべての細胞．
└ 異常細胞（狭義）：異型細胞のうち④〜⑦のような前癌病変ないし悪性性格を思わせる細胞．

・これらの細胞像を実際の標本で確認する．

異常と思われる所見（＊印は特に悪性と思われる所見）

step up 【総合倍率1,000倍での場合】
400倍での所見を拡大して以下の点を詳しく観察する．
・核形不整＊
・核縁の不均等肥厚＊
・クロマチン所見：
　分布の不揃い＊
　粗大顆粒状＊
・核小体所見：
　大きさ
　形の不揃い＊
　数の増加＊

【総合倍率100倍での場合】
・全体に異型細胞が多い
・壊死像＊
・細胞集団
・大きい細胞
・奇妙な形をした細胞＊
・細胞質が濃染した細胞＊
・核／細胞質比が大きい細胞＊
・大型の核を持つ細胞
・クロマチンの増量した細胞＊

【総合倍率400倍での場合】
100倍での各所見を拡大して，以下の点を詳しく観察する．
・細胞集団
　核の大小不同性＊
　配列の乱れ＊
・細胞質の所見
・核の所見

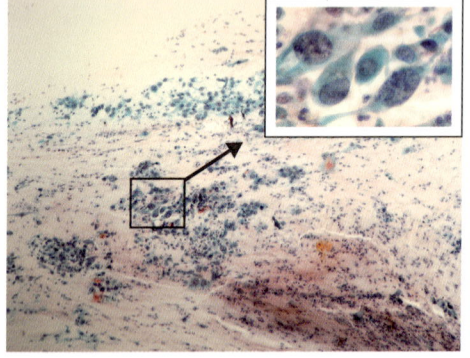

婦-10　扁平上皮癌 ×10
拡大して所見を詳細に観察する
右上図は奇妙な形をした癌細胞 ×40

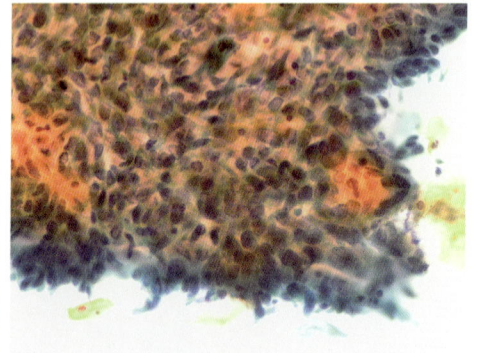

婦-11　扁平上皮癌 ×40
癌細胞の集団内では配列の乱れがみられる

7 扁平上皮系異常病変の細胞像

異形成，上皮内癌，扁平上皮癌細胞などについて学ぶ．
・dysplastic cells（異形成由来細胞）についてスケッチしよう．
・図Ⅲ-10を参考にし，病変による構成細胞の違いをスケッチしよう．

plas α　dysplastic cells：核は異常であるが，細胞質には特に異常が認められない細胞．

図Ⅲ-10 軽度異形成から子宮頸部浸潤癌への移行模式図[5]（1994年，WHO分類，一部改変）
異形成/上皮内癌分類，CIN分類およびSIL分類の相互関係を示す

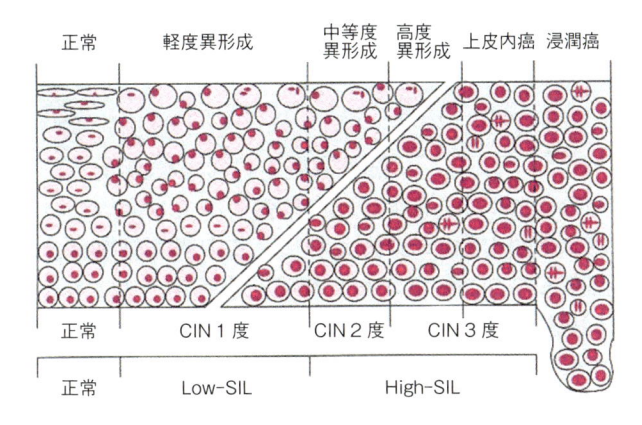

構成細胞から病変を推定する（写真 婦-12〜-15）

SIL は squamous intraepithelial lesion の略で，扁平上皮内病変のことである．

Low-SIL：主に①の細胞が多くみられる．

High-SIL：中等度異形成では②の細胞の割合が，また高度異形成では③の細胞の割合が増大する．

上皮内癌では④の細胞が中心となる．

③と④の細胞はともに深層型であるが，一般に④ではN/C比が80%以上，細胞質の肥厚感（時に辺縁不明瞭），核クロマチンの増量による緊満感などがみられる．③と④の鑑別は必ずしも容易ではない．

step up ベセスダシステムによる扁平上皮系病変の細胞診報告様式は表Ⅲ-2（p.121）を参照のこと．

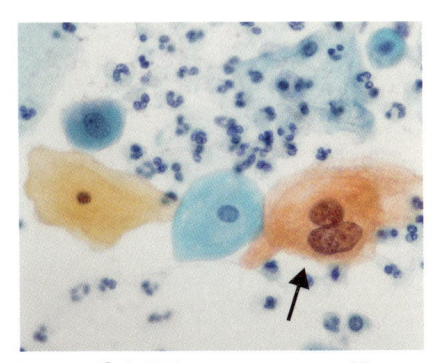

婦-12 ①表層型 dysplastic cells：図Ⅲ-10の軽度異形成での主に表層領域にみられる

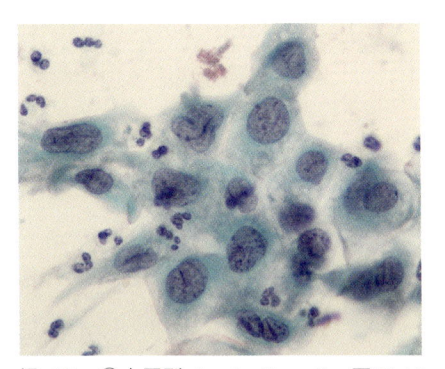

婦-13 ②中層型 dysplastic cells：図Ⅲ-10の中等度異形成での上1/3の領域にみられる

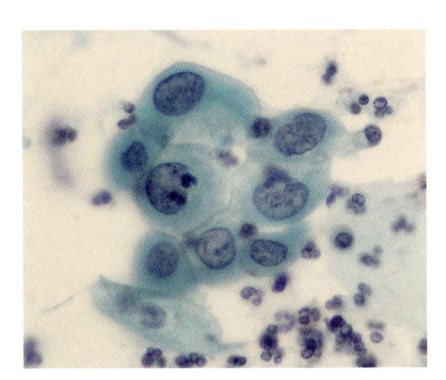

婦-14 ③深層型 dysplastic cells：図Ⅲ-10の高度異形成での下2/3の領域にみられる

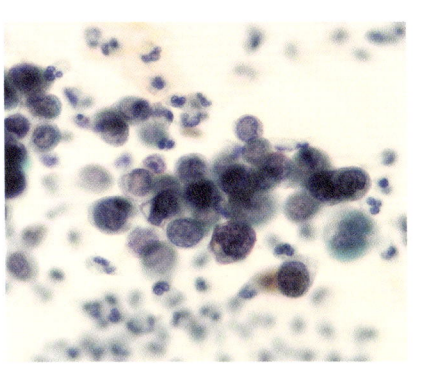

婦-15 ④上皮内癌の細胞：図Ⅲ-10の全域にみられる．N/C比が80%を超えている

Ⅲ 細胞学的検査法

8 koilocytes

HPV感染による細胞障害でみられる異型細胞の一つである．軽度クロマチンの増量を伴う腫大した核をもち，その周囲が，濃染した細胞質辺縁部とは明瞭に区分され，明るく幅広の空洞により囲まれた異型扁平上皮細胞である．high-risk型とlow-risk型感染のいずれの場合でもみられる．

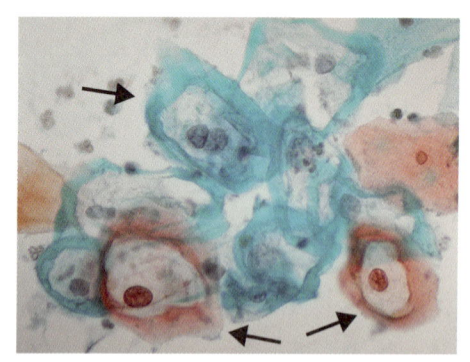

plas α　koilocytes：ギリシャ語のkoilosに由来し，細胞質が空洞状であることを意味する．英語のhollowに相当する．

plas α　HPVについて：HPV（human papillomavirus）には，high-risk型（16, 18, 52, 58型など）とlow-risk型（6, 11型など）があり，前者が子宮頸癌の発生と関係が深い．若年層での子宮頸癌の増加傾向がみられている．high-risk型かlow-risk型かについては，HPV-DNA検査で調べられる．

婦-16　koilocytes　×40

9 子宮頸部の癌細胞：扁平上皮癌細胞と腺癌

子宮頸癌：発生頻度は子宮癌全体の約60％を占める．組織学的に多くは扁平上皮癌であるが，腺癌が20〜25％を占める．

子宮頸部扁平上皮癌：角化型と非角化型があり，後者には細胞質の豊富なものから乏しいものまでいろいろである（**写真　婦-17, -18**）．

子宮頸部腺癌：通常型内頸部腺癌，粘液性癌，類内膜癌，明細胞癌，漿液性癌などがある（**写真　婦-19**）．

※『子宮頸癌取扱い規約』を参照のこと．

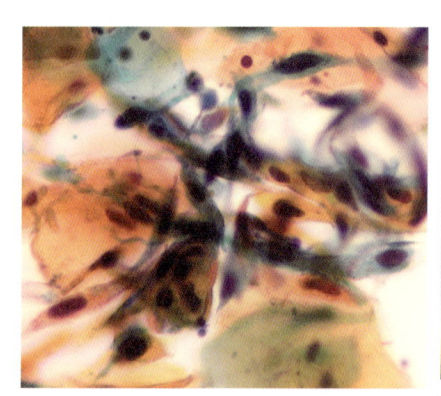

step up　腺癌では，辺在性の核，腫大した核小体を有する癌細胞が不規則に配列し，重積性の集団を形成している．

婦-17　fiber状の扁平上皮癌細胞　×80

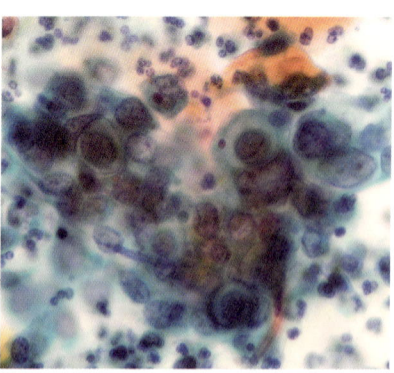

婦-18　pair cell形成の扁平上皮癌細胞　×80

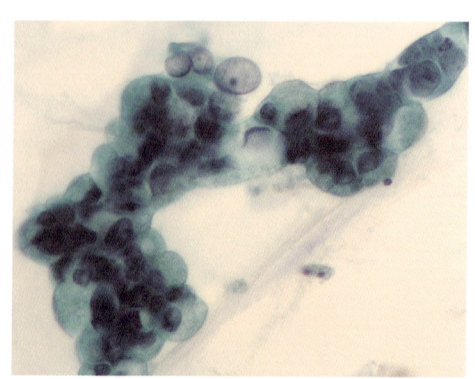

婦-19　粘液性癌　×80

表Ⅲ-2 ベセスダシステムによる扁平上皮系病変の細胞診報告様式[7]
（2014年4月より施行）

結果	略語	内容	指針
陰性	NILM	非腫瘍性所見，炎症	次回の定期検診を
意義不明な異型扁平上皮	ASC-US	軽度扁平上皮内病変の疑い	要精密検査．HPV検査または細胞診（6カ月後）が必要
軽度異型扁平上皮内病変	LSIL	HPV感染，軽度異形成	要精密検査（コルポ，生検）
HSILを除外できない異型扁平上皮	ASC-H	高度扁平上皮内病変の疑い	要精密検査（コルポ，生検）
高度異型扁平上皮内病変	HSIL	中等度異形成，高度異形成，上皮内癌	要精密検査（コルポ，生検）
扁平上皮癌	SCC	扁平上皮癌	要精密検査（コルポ，生検）

※腺系病変の細胞診報告様式は文献7を参照のこと．

10 子宮体内膜の細胞診

子宮体癌（子宮内膜癌）

日本では近年，増加傾向にあり，全子宮癌の約30％を占め，2つのタイプがある．

タイプ1：内膜癌の約85％．エストロゲン依存性で，若年〜閉経期に多く発生し，類内膜癌の高分子型が多く，予後良好である．内膜増殖症からの移行がみられる．危険因子は，閉経の遅れ，不妊，肥満，高血圧などである．

タイプ2：内膜癌の約5％．エストロゲン非依存性で，閉経後に多い．漿液性腺癌，明細胞腺癌やタイプ1に比し低分化型の癌が含まれ，予後不良である．

組織型：類内膜癌，明細胞癌，漿液性癌，粘液性癌などがある．

※詳細は『子宮体癌取扱い規約』を参照のこと．

写真 婦-20 では，内膜被覆上皮，腺管口，腺管，被覆上皮下の間質の関係を理解する．

plus α 子宮体部の細胞採取器具：各種ブラシ，吸引チューブなどが使用される．

step up 類内膜癌は，充実性増殖の割合と核異型度の程度によりG1（高分化型），G2（中分化型），G3（低分化型）に分類される．G1よりもG3のほうが予後不良である．

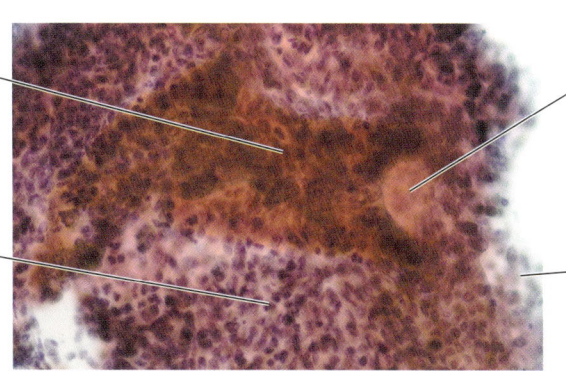

婦-20 増殖期内膜細胞像 ×40

- 腺管：月経周期により直線状〜屈曲状に変化する
- 被覆上皮の下と腺管周囲には間質がある
- 腺管口：被覆上皮に腺管が開口している
- 被覆上皮：月経周期により核間距離が密〜疎に変化する（写真 婦-7, 8参照）

子宮内膜増殖症

子宮内膜腺の過剰増殖した症例では，組織学的に上皮細胞の異型と腺構造の異常により，以下の4型に分類される．

①単純型子宮内膜増殖症（**写真　婦-21**），②複雑型子宮内膜増殖症，③単純型子宮内膜異型増殖症，④複雑型子宮内膜異型増殖症などがあり，また，一部子宮体部癌に進行することがあるため，その子宮体部癌の関連病変とされている．④は子宮内膜癌との鑑別を要する病変である．

※詳細は『子宮体癌取扱い規約』を参照のこと．

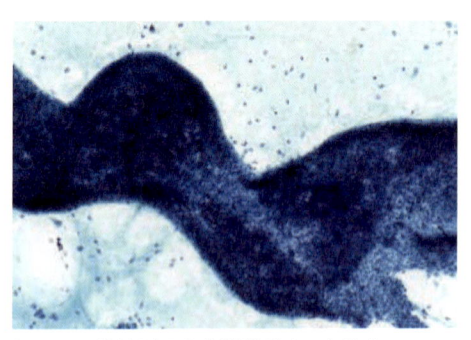

婦-21　単純型子宮内膜増殖症の細胞像　×10
正常内膜腺管での太さはほぼ一様であるが，内膜増殖症の腺管では太い部分と細い部分が不規則に観察される

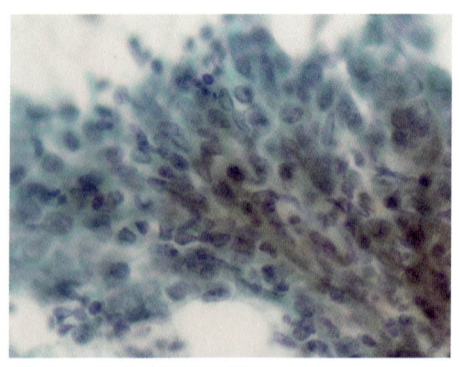

婦-22　子宮内膜癌の像　×80
集団内の細胞は，核が腫大し配列が乱れ，腫瘍胞のほころび現象もみられる

文献：
1) 牛森清隆ほか：人体の正常構造と機能　Ⅳ生殖器．日本医事新報社，東京，2003．
2) 西　国広編：細胞診のすすめ方（第4版）．近代出版，東京，2018．
3) Scully, R.E. et al.: Histologic typing of female genital tract tumors (2nd ed.). Springer-Verlag, New York, 1994, 40〜41.
4) 日本産科婦人科学会・日本病理学会・日本医学放射線学会編：子宮頸癌取扱い規約．金原出版，東京，1997．
5) 岩坂　剛：病理と臨床，臨時増刊．20：165〜180，2002．
6) Solomon, D. et al.: The Bethesda System for reporting cervical cytology (2nd ed.). Springer, New York, 2004.
7) 公益社団法人日本臨床細胞学会編：細胞診ガイドライン1 婦人科・泌尿器．金原出版，東京，2015．
8) 日本産科婦人科学会・日本病理学会編：子宮頸癌取扱い規約（病理編）（第4版）．金原出版，東京，2017．

（蒲　貞行／協力：群馬県健康づくり財団）

4 呼吸器細胞診標本の見方

III 細胞学的検査法

検査の目的

呼吸器系は，鼻腔，咽頭，喉頭，気管，気管支，肺（肺内気管支，気管支枝，細気管支，肺胞）からなる．呼吸器系に病変が生じた場合，気管支から分泌される粘液中に異常な所見（癌細胞など）が反映するため，病変の存在を推定する目的で喀痰検査が行われる．

＊呼吸器領域の解剖，組織構造をしっかり学習しておく必要がある．
＊標本中に出現する正常細胞の形態を理解することが悪性細胞を認識するうえで重要である．

学習目標

①呼吸器系の解剖学的あるいは組織学的構造を基本知識として説明できる．
②喀痰，気管支鏡擦過標本に出現する良性細胞を説明できる．
③喀痰，気管支鏡擦過標本に出現する主な悪性細胞を説明できる．
④喀痰と気管支鏡擦過標本に出現する細胞像の主な差異を説明できる．

＊標本作製法は「細胞診標本作製のためのの基本的な検体処理」の項（p.96）を参照のこと．通常，Pap染色で観察される．

実習内容

喀痰標本に出現する細胞について学習する．
①肺胞組織球（塵埃細胞）の細胞像を学ぶ．
②軽度異型扁平上皮細胞の細胞像を学ぶ．
③角化型扁平上皮癌細胞の細胞像を学ぶ．
④腺癌細胞の細胞像を学ぶ．
⑤小細胞癌の細胞像を学ぶ．

advice 肺胞組織球（塵埃細胞）が認められることがよい喀痰とされるが，その理由を理解する．
advice 気管支鏡擦過標本に出現する線毛円柱上皮細胞の細胞像を学ぶ．

実習準備

＜装置＞

光学顕微鏡（10倍の接眼レンズ，10倍・40倍・100倍の対物レンズつき），マーキング用ペン（インク式ペン，マジックインキなど），immersion oil

＜標本＞

写真に該当する細胞像が出現する喀痰標本をそれぞれ複数用意する．

＜検体採取法＞
・喀痰検査：最も基本的な方法であるが，病変の部位は特定できない．
・気管支擦過法：気管支鏡下で，異常のみられる部位から直接細胞を採取する方法．
・その他：気管支洗浄法，穿刺吸引法，捺印法などがある．

図Ⅲ-20 肺の構造

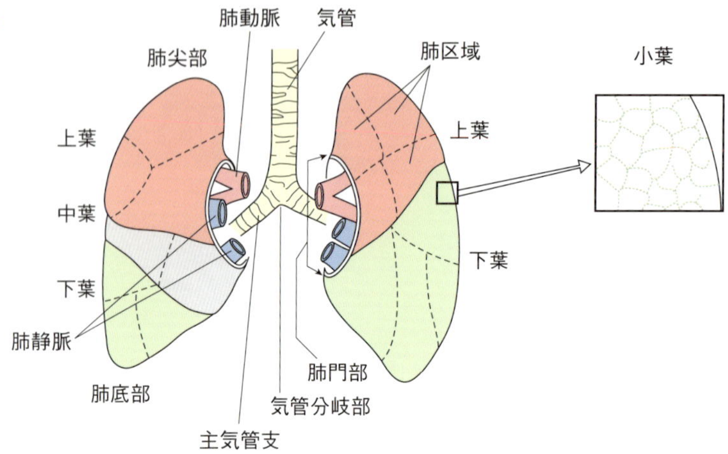

手順・操作

喀痰標本に出現する細胞について学習する．

① 細胞診標本の見方については，「細胞診の標本観察の基本および婦人科細胞診の見方」の項（p.111）を参照して行う

⬇

② 肺胞組織球（塵埃細胞：**呼-1**）をスケッチし，その特徴を付記する

⬇

③ 正常扁平上皮細胞（**呼-2**）をスケッチし，その特徴を付記する

⬇

④ 角化型扁平上皮癌細胞（**呼-3**）をスケッチし，その特徴を付記する

⬇

⑤ 正常円柱上皮細胞（腺細胞：**呼-4**）をスケッチし，その特徴を付記する

⬇

⑥ 腺癌細胞（**呼-5**）をスケッチし，その特徴を付記する

⬇

⑦ 小細胞癌（**呼-6**）をスケッチし，その特徴を付記する

⬇

⑧ アスベスト小体（**呼-7**），シャルコ・ライデン結晶（**呼-8**）などもスケッチしよう

advice 気管支鏡擦過標本中の線毛円柱上皮細胞（図Ⅲ-5）をスケッチし，その特徴を付記してみよう．

advice 喀痰と気管支鏡擦過標本中の細胞像を比較し，主な差異を考察してみよう．

解説 喀痰細胞診で重要なことは，まずその検体が喀痰かどうかを判断することである．

III 細胞学的検査法

*異型細胞：正常細胞では見られない細胞．

異常細胞：形態学的にも機能的にも正常から逸脱し悪性性格を有する細胞（前癌病変の細胞を含む）．

異常細胞の特徴はp.118参照．

```
喀痰標本中に     ┬─ 見られた場合
塵埃細胞(dust cell)が │    気管支末梢の肺胞部に由来する
                 │    細胞を含むことを意味し，喀痰検
                 │    査に適した検体と評価される．
                 └─ 見られない場合
                      口腔成分（唾液）などの場合が
                      考えられる．
```

喀痰標本を観察するうえで重要なポイントは，喀痰中に出現しうる正常細胞の形態をよく理解することである．

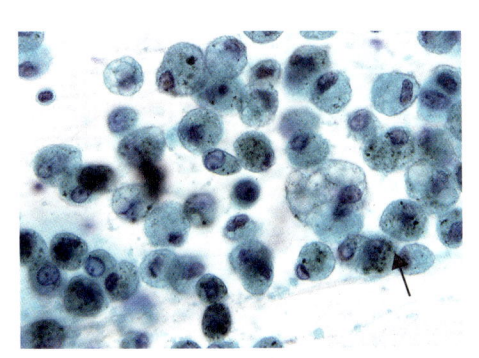

呼-1　塵埃細胞（dust cell）　喀痰　Pap染色
60歳　♂　×60
肺胞組織球ともいう．核は偏在して，泡沫状の細胞質内に外界からの空気中に含まれる異物（矢印）を貪食している

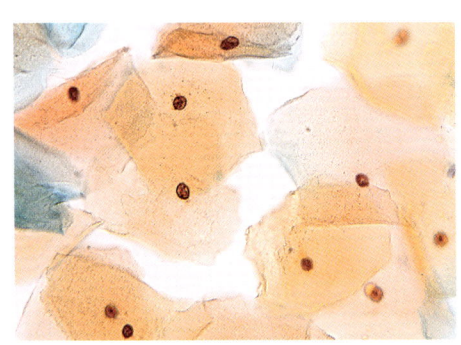

呼-2　正常扁平上皮細胞　喀痰　Pap染色
×60
正常の扁平上皮細胞は，細胞境界は明瞭であり，核は中心性で小さくクロマチンの増量もみられない

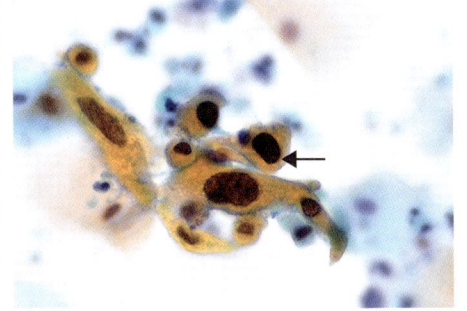

呼-3　角化型扁平上皮癌細胞　喀痰　Pap染色
60歳　♂　×60
扁平上皮癌細胞では，細胞質は厚くオレンジG好性，ライト緑好性を示し，核は増大（核と細胞質の比：N/C比）して核クロマチンは増量（濃縮状：矢印）している．この症例ではわからないが，背景には壊死物質がみられることが多い

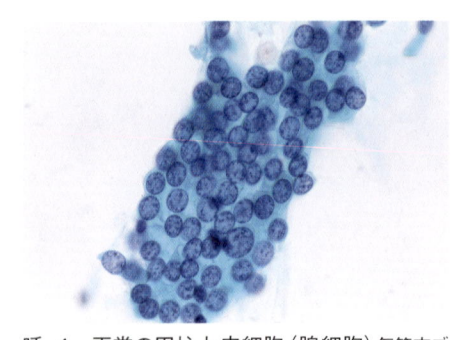

呼-4　正常の円柱上皮細胞（腺細胞）気管支ブラシ　Pap染色　32歳 ♂　×60
正常の円柱上皮細胞は，細胞境界が不明瞭であり，核は偏在性で類円形を示し，大きさは比較的揃っており，クロマチンの増量も一様である

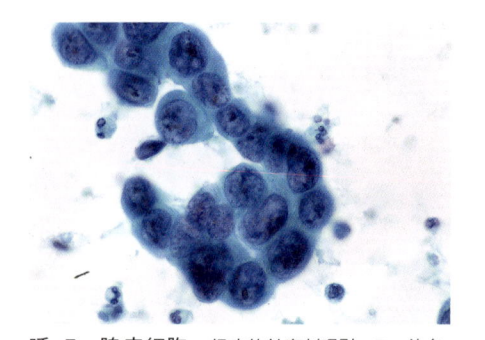

呼-5　腺癌細胞　経皮的針穿刺吸引　Pap染色　72歳 ♂　×60
腺癌細胞は立体的配列を示し，細胞境界は不明瞭である．細胞は全体に腫大し，正常の円柱上皮細胞に比べてN/Cが高く，核は偏在性でクロマチンが増量している

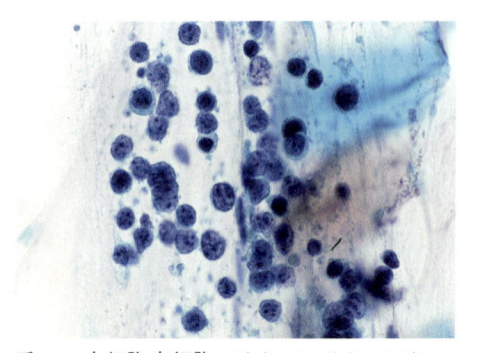

呼-6　小細胞癌細胞　喀痰　Pap染色　68歳 ♂　×60
細胞質が乏しく裸核状で，小型細胞を認める．核は軽度の凹凸を持ち，類円形で，クロマチンは増量している．核同士が寄り添うような結合性のある細胞（鋳型状）もみられる．背景には壊死物質を伴うことが多い

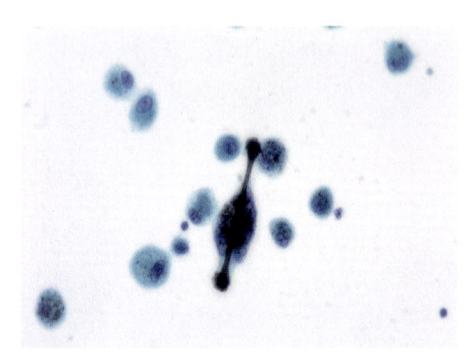

呼-7　アスベスト小体(含鉄小体，ダンベル小体)
アスベスト（石綿）の吸引に起因する．悪性中皮腫の原因物質として知られている．

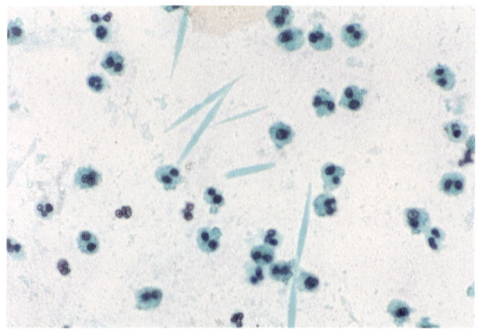

呼-8　シャルコ・ライデン（Charcot-Leyden）結晶
菱形八面体の物質で，オレンジG，エオジンに好染するが，ライト緑に染まることもある

文献：
1) 水口國雄監：スタンダード細胞診テキスト（第3版）．医歯薬出版，2008．
2) 細胞検査士会：細胞診標本作製マニュアル［呼吸器］．細胞検査士会，2003．

（福留伸幸）

III 細胞学的検査法

5 体腔液細胞診標本の見方

検査の目的

体腔とは胸腔・腹腔・心嚢腔などの総称であり，それぞれの体腔に貯留した液体は胸水・腹水・心嚢水と呼ばれている．

播種は体腔液中に癌細胞が転移，増殖した状態であり，臨床的に体腔液の貯留の原因を知る目的で検査が行われる．

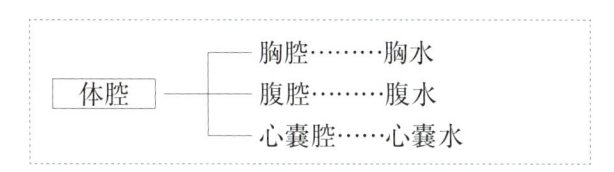

```
         ┌─ 胸腔 ……… 胸水
体腔 ──┼─ 腹腔 ……… 腹水
         └─ 心嚢腔 …… 心嚢水
```

学習目標

①体腔の構造について解剖組織学的に説明できる．
②中皮細胞，リンパ球，マクロファージの特徴を説明できる．
③癌細胞（悪性細胞）の特徴を説明できる．

実習内容

①各種染色別にみた中皮細胞，マクロファージの細胞像を学ぶ．
②癌細胞（印環細胞など）の基本的な特徴を学ぶ．

準備

＜装置＞

光学顕微鏡，マーキング用ペン（インク式ペン，マジックインキなど），immersion oil

＜標本＞

写真に該当する症例をそれぞれ複数用意する．

手順・操作

①細胞診標本の見方については，「細胞診標本の基本的な見方と婦人科細胞診」の項（p.111）を参照して行う．
　・体腔液標本（Pap 染色，MGG 染色，PAS 反応，アルシアン青染色）の，以下の細胞をスケッチし，その特徴を付記する．
　・PAS 染色，アルシアン青染色については p.107, 109 を参照のこと．

＊標本作製法は「細胞診標本の基本的な検体処理」の項（p.96）を参照のこと．
体腔液細胞診では主としてPap染色，MGG染色のほかに，PAS反応，アルシアン青染色を併用する．

advice
・体腔液は発生学的に中胚葉由来の中皮細胞（漿膜）でおおわれている．
・通常，体腔液は健常人においても少量は存在している．それは他臓器と漿膜との摩擦を防ぐ潤滑油として作用している．
・病的状態（特に癌患者）には多量の液体が出現し，中皮細胞，リンパ球，マクロファージ，癌細胞なども出現する．

②マクロファージ
③中皮細胞
④卵巣癌
⑤悪性中皮腫

結果　体腔液中には中皮細胞をはじめ，リンパ球，好中球，マクロファージなどが出現する．

advice　MGG染色は，急性骨髄性白血病やリンパ球系細胞が多数出現する場合には必須である．

■ リンパ球と好中球（体-1）

リンパ球は，体腔液中にしばしば観察される．

- ・正常のリンパ球が多く出現する場合
    結核などの慢性炎症が疑われる．
- ・異型リンパ腫が多く出現する場合
    悪性リンパ腫，未分化癌，神経芽細胞腫などとの鑑別が必要となる．

■ マクロファージ（体-2）

体腔液中に出現するマクロファージは，主に散在性，シート状および集塊を形成して出現する．

細胞質はライト緑に淡染性で泡沫状を呈し，核は偏在性，核形はほぼ腎臓型を示し，クロマチンは細顆粒状〜顆粒状を呈する．

■ 中皮細胞（体-3, 8）と反応性中皮細胞（体-4）

体腔液中に出現する中皮細胞は，散在性，シート状配列を形成して出現する．散在性に出現する細胞の核の様相として，①単核，②多核（2核，3核）がある．

Pap染色では，中皮細胞は多形性に乏しく，胞体はライト緑に染色される．核形は類円形で，核はほぼ中心性である．核縁は円滑で，小型で円形の核小体を通常1個認める．また，クロマチンは細顆粒状〜顆粒状を呈している．

■ 卵巣癌細胞（体-5）と悪性中皮腫細胞（体-6, 7）

体腔液細胞診では，さまざまな悪性細胞が出現するが，ここでは卵巣癌のPap染色，悪性中皮腫細胞のPap染色と免疫染色結果を呈示す

Plus α　術中腹水細胞診の意義：卵巣癌における進行期の把握および予後の推測，すなわち正確なステージングラパロトミー（病巣の広がりを開腹して確認すること）などがある．
卵巣癌進行期（FIGO分類）では，腹水細胞診と後腹膜リンパ節生検が必須とされており，術後の化学療法の実施を判断するうえで重要な因子となる．

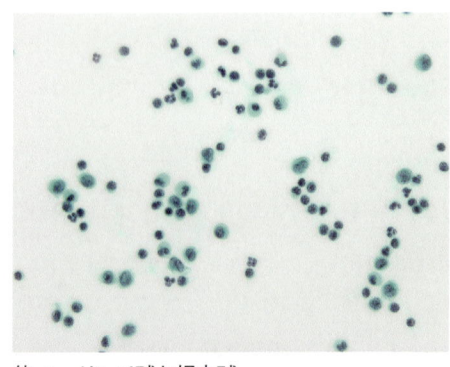

体-1　リンパ球と好中球
胸水　Pap染色　×40

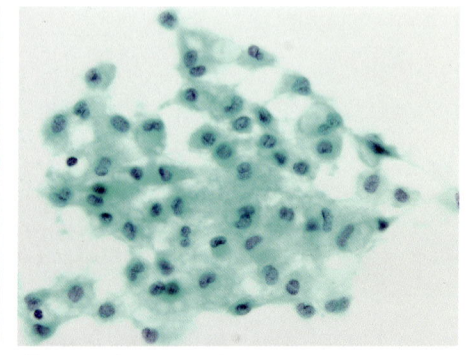

体-2　マクロファージ
腹水　Pap染色　×40

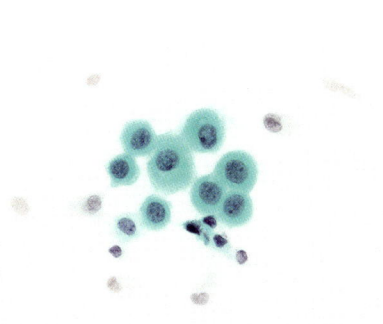

III 細胞学的検査法

体-3 中皮細胞
胸水　Pap染色　×40

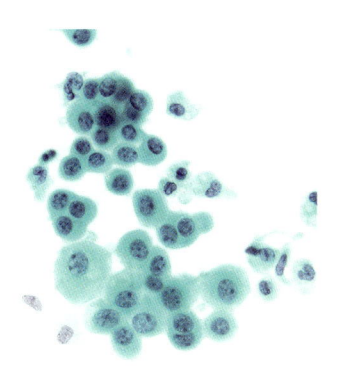

体-4 反応性中皮細胞
胸水　Pap染色　×40

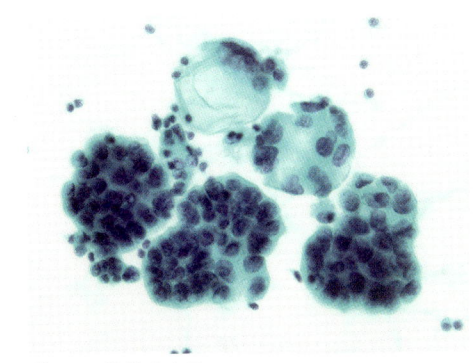

体-5 卵巣癌細胞
腹水　Pap染色　×40

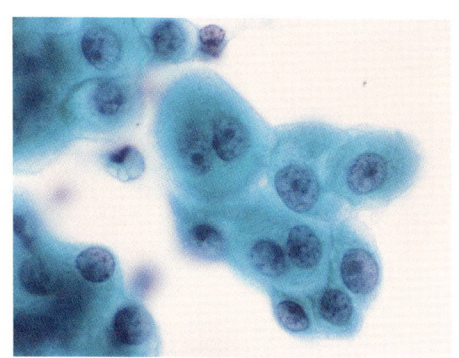

体-6 悪性中皮腫細胞
胸水　Pap染色　×40

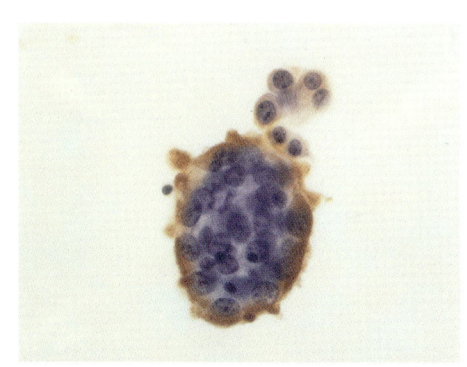

体-7 悪性中皮腫細胞
胸水　カルレチニン抗体陽性　免疫染色　×40

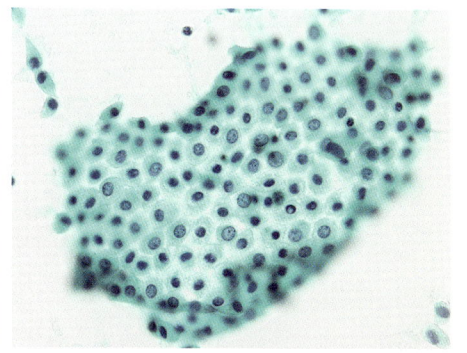

体-8 術中細胞診の中皮細胞
腹水　Pap染色　×40

る．PAS染色の細胞像はp.108の**図Ⅲ-8**，アルシアン青染色の細胞像はp.110の**図Ⅲ-9**を参照．

文献：
1) 土屋眞一，金子千之編：臨床検査技師を目指す学生のための細胞診．医療科学社，東京，2007．
2) 海老原善朗，亀井敏昭監：体腔液細胞診アトラス―体腔液細胞診の理解のために―．篠原出版新社，東京，2002．
3) 長村義之編：細胞診と酵素抗体法．武藤化学，東京，1997．

（金子千之）

6 尿細胞診標本の見方

III 細胞学的検査法

*早朝尿は，細胞数は多いが細胞変性所見が加わっていることが多いため，尿細胞診の検体としては，早朝尿を避け，随時尿を用いる．

採取後，できるだけ早く検体処理を行い，遅くても3時間以内に処理する．

検査の目的

①尿細胞診の主な目的は，尿中に出現する異常細胞，特に悪性腫瘍細胞の診断である．
②自然尿を検体として用いた場合，被検者に与える負担が少なく，反復検査が行いやすい検査である．

実習目標

①泌尿器系の構造について解剖組織学的に説明できる．
②尿細胞診に出現する正常の細胞像を説明できる．
③尿細胞診の主たる対象である尿路上皮細胞（移行上皮細胞）の良・悪性細胞の所見および鑑別点を説明できる．
④尿路上皮癌以外の組織型の細胞像を理解する．

実習内容

①尿細胞診に出現する正常の細胞像を学ぶ．
②尿細胞診の主たる対象である良・悪性の尿路上皮系病変に由来する細胞像を学ぶ．
③尿路上皮癌以外の組織型の細胞像を学ぶ．

実習準備

<装置>
光学顕微鏡，マーキング用ペン（インク式ペン，マジックインキ），immersion oil

<標本>
写真に該当する症例をそれぞれ複数用意する．

基礎知識と学習の要点

泌尿器系は腎と尿路からなり，尿路は腎盂・尿管・膀胱・尿道からなる．
正常の組織構造として，腎は単層立方上皮である尿細管上皮でおおわれ，尿路は移行上皮である尿路上皮でおおわれる．性別により尿道の長さは異なるが，いずれも途中からは重層扁平上皮でおおわれるようになる．

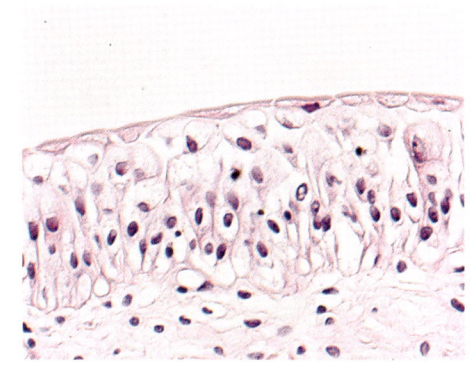

尿-1　正常尿路上皮の組織像
　膀胱組織　HE染色
　5〜6層の層形成を示す．最表層の細胞を洋傘細胞とも呼ぶ

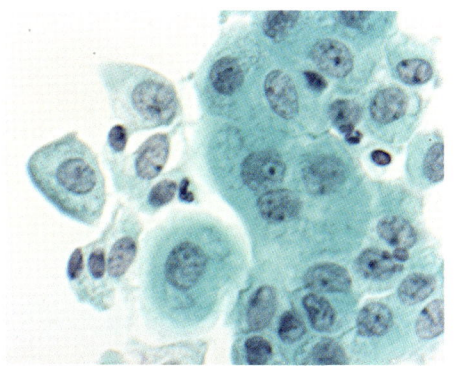

尿-2　正常尿路上皮細胞
　カテーテル尿　Pap染色
　大型（洋傘細胞）から小型（深層細胞）まで大きさに差がある

尿路上皮とは，臓器の状態に応じて上皮の形態が移行，変化するもので，膀胱などの内腔が尿で充満した際に拡大すると，個々の細胞が扁平になり横へずれて細胞層の数が減り（2〜3層），内腔が空になると重層化する（5〜6層）．

最表層の細胞は大型で，しばしば2核またはそれ以上の核を有し洋傘細胞（umbrella cell）と呼ばれ，中層・深層の細胞と異なる形態を示し，中層・深層になるほど細胞質・核ともに小型になる（**尿-1, -2**）．

手順・操作

①細胞診の見方については，「細胞診の標本観察の基本および婦人科細胞診の見方」の項（p.111）を参照して行う．
②次に示す尿の細胞診標本（Pap染色）中の細胞像をスケッチし，その特徴を記す．

- 正常尿路上皮（深層細胞〜洋傘細胞（**尿-2**）
- 低異型度尿路上皮癌の細胞像（**尿-3, -4**）
- 高異型度尿路上皮癌の細胞像（**尿-5, -6**）
- 扁平上皮癌細胞（**尿-7**）
- 腺癌細胞（**尿-8**）

＊標本作製法は「細胞診標本の基本的な検体処理」の項（p.96）を参照のこと．
　染色はPap染色に加え，MGG染色などが用いられることがある．

結果

発生する悪性腫瘍は，腎では腎細胞癌が多いが，腎癌細胞が尿中に出現することはまれである．尿路では，尿路上皮癌（**尿-3〜-6**）が最も多く，その多くは膀胱に発生する．したがって，尿中に出現する悪性細胞の多くは膀胱原発の尿路上皮癌である．尿路上皮癌以外には，まれながら扁平上皮癌細胞（**尿-7**）や腺癌細胞（**尿-8**）などがみられる場合がある．

尿路上皮癌は，組織学的に非浸潤性乳頭状尿路上皮癌（低異型度，高異型度）と浸潤性尿路上皮癌に分類される．しかしながら，細胞診では浸潤の有無を推測することは非常に困難である．従来までの慣例に従い，出現する癌細胞に対し細胞異型の観点から異型度の高低を推測することが望ましい．

■ 正常細胞と注意すべき所見（Papanicolaou染色標本）

健常者の自然尿中には，細胞成分はあまりみられない．通常，重層扁

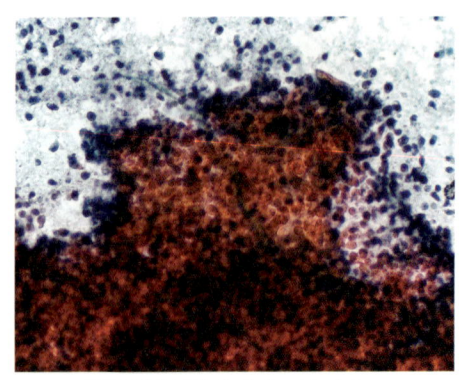

尿-3　低異型度尿路上皮癌の弱拡大
　　自然尿　Pap染色
　　深層細胞類似の小型癌細胞が均一に出現する

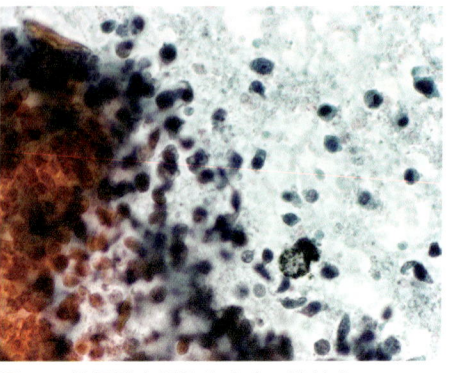

尿-4　低異型度尿路上皮癌の強拡大
　　自然尿　Pap染色
　　個々の癌細胞は細胞異型が弱い

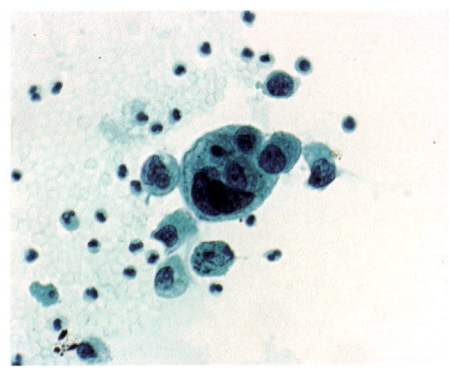

尿-5　高異型度尿路上皮癌の弱拡大
　　自然尿　Pap染色
　　中型から大型のさまざまな大きさの癌細胞が出現する

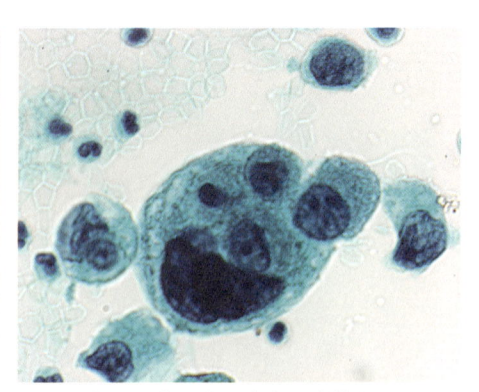

尿-6　高異型度尿路上皮癌の強拡大
　　自然尿　Pap染色
　　個々の細胞は異型が強く，核は大きくN/C比は高い．核濃染性で黒くみえる

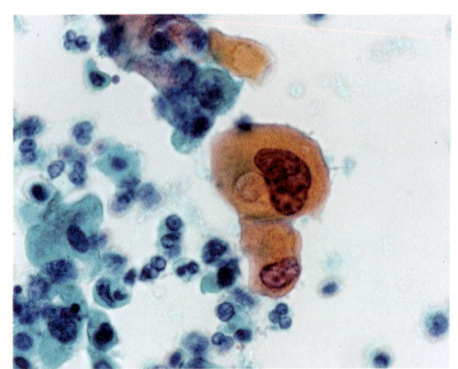

尿-7　扁平上皮癌細胞
　　自然尿　Pap染色
　　細胞質がオレンジ色に染まり，角化を表している

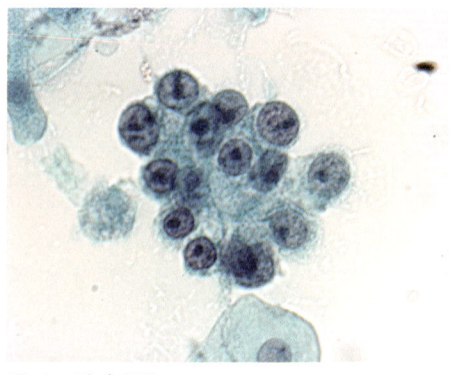

尿-8　腺癌細胞
　　自然尿　Pap染色
　　細胞は腺腔様集塊にて出現し，核は淡染性で核小体は大きく目立つ

平上皮細胞，尿路上皮細胞，血球細胞が少数みられる程度である．

■ **正常尿路上皮の細胞所見**

表層型尿路上皮細胞（洋傘細胞）

細胞の大きさは大型（50〜150μm）で，扁平，多稜形を呈する．細胞質はレース状でライト緑に好染する．特に細胞質辺縁が濃く染まるものもある．核は中心性に位置し，単核のものから2核，ときに複数個の核を有する場合がある．核は小型，類円形で，核／細胞質（N/C）比は低い．クロマチンは細顆粒状で均一に分布し，核小体がみられる

ものが多い．

中層型尿路上皮細胞

細胞の大きさは30〜60μm程度で，類円形〜円柱状〜多稜形を示す．細胞質はレース状でライト緑に好染する．核は単核のものが多く，核小体は目立たない．

深層型尿路上皮細胞

細胞は小型（10〜40μm）で，類円形〜円柱状を示す．細胞質はレース状でライト緑に好染する．核は単核のものが多く，核小体は目立たない．

■ 尿路上皮癌の細胞所見

尿路上皮癌の標本では，背景に出血（赤血球），炎症（白血球）および壊死物質（細胞の残骸）が出現する腫瘍性背景の所見を呈することが多い．尿路上皮の悪性細胞判定基準として，一般に正常細胞に比べ，N/C比が高くなり，核が濃染することがあげられる．

低異型度尿路上皮癌

細胞は，正常の深層型から中層型尿路上皮に類似しており，細胞異型は軽微である．比較的小型で均一な細胞が出現する．

高異型度尿路上皮癌

細胞は，正常の中層型から表層型尿路上皮と同程度の大きさである．低異型度尿路上皮癌と異なり，核の腫大や濃染が著しく，細胞異型が強い．

■ 診断上の留意点

尿細胞診では細胞成分が少ないことが多く，問題とすべき細胞が見落とされることがあるので注意する．尿路上皮癌は，扁平上皮癌における角化や腺癌における粘液や腺腔配列のような特徴的所見が乏しい．しかしながら，尿中に出現する悪性細胞の多くは尿路上皮癌である．したがって，角化細胞や粘液，腺腔様配列を見落とさないことが尿路上皮癌と扁平上皮癌や腺癌を正しく鑑別するポイントである．

文献：
1) 服部　学ほか：画像解析装置を用いた膀胱カテーテル尿の細胞学的検討—特に良性疾患と移行上皮癌Grade1の鑑別所見について—．日本臨床細胞学会雑誌, 36 (3)：293〜298, 1997.
2) Hattori M. et al.：Comparative image analysis of cells in voided and catheterized urine. Analytical and Quantitative Cytology and Histology, 24：154〜158, 2002.
3) Hattori M. et al.：Cell cannibalism and nucleus-fragmented cells in voided urine：Useful parameters for cytologic diagnosis of low-grade urothelial carcinoma. Acta Cytol., 51：547〜551, 2007.

（服部　学，西村由香里，大部　誠）

III 細胞学的検査法

7 細胞診標本にみられるその他の所見
──セルフアセスメント形式で──

学習の目的

本項では，細胞診標本上にみられるさまざまな細胞，病原微生物，および混入異物などについてセルフアセスメント（自己評価）としてまとめ，今まで学習した内容をもとに，設問と画像から最も適切な選択肢を選ぶ形式で学習する．採用した画像は，各項で取り上げられなかった細胞像が掲載してあるが，類似細胞との鑑別点などについて学習し，細胞診断学に関するさらなる理解の向上を図ることを目的とする．

学習目標

①設問と画像から，細胞像の特徴を理解し，病態などを考察することができる．
②細胞像から類似細胞を挙げ，その鑑別点を述べることができる．

実習内容

①画像を見て，背景，細胞質の所見，核の所見，核小体の所見などを整理する．
②グループ内で，その内容を発表し合う．
③"解説"をふまえ，自己の考察内容と比較検討する．

〈セルフアセスメント〉

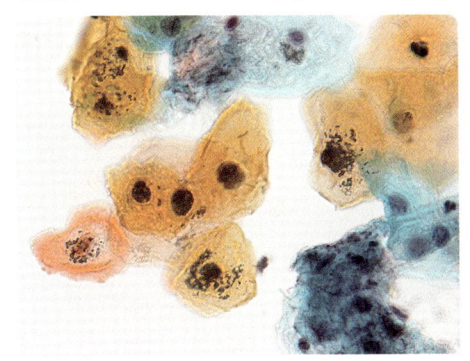

1 子宮腟部擦過（30歳, Pap染色, ×40）
次のうち, どれが最も考えられるか.
　①軽度異形成
　②コーンフレーク
　③クラミジア
　④コンタミネーション（混入物）

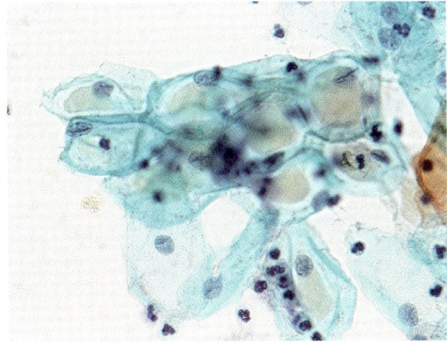

2 子宮腟部擦過（妊娠4カ月, Pap染色, ×20）
次のうち, どれが最も考えられるか.
　①コイロサイト
　②傍基底細胞
　③舟状細胞
　④分娩後細胞

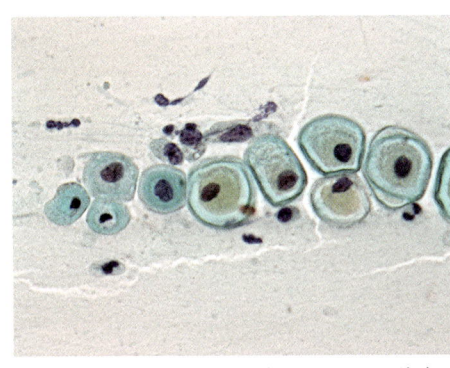

3 子宮腟部擦過（分娩後10日, Pap染色, ×40）
次のうち, どれが最も考えられるか.
　①コイロサイト
　②表層細胞
　③舟状細胞
　④分娩後細胞

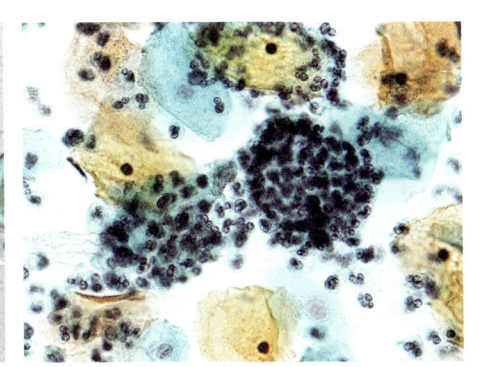

4 子宮腟部擦過（28歳, Pap染色, ×40）
次のうち, どれが最も考えられるか.
　①カンジダ
　②クルーセル
　③キャノンボール
　④エクソダス

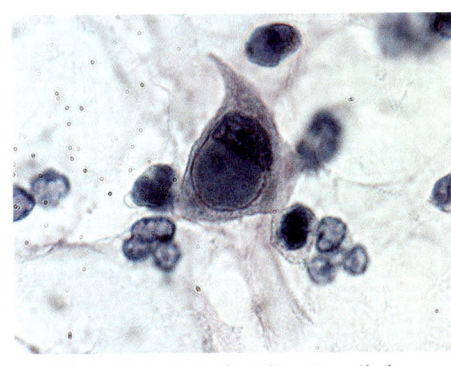

5 子宮腟部擦過（33歳, Pap染色, ×100）
次のうち, どれが最も考えられるか.
　①扁平上皮化生
　②修復細胞
　③頸管円柱上皮
　④クラミジア

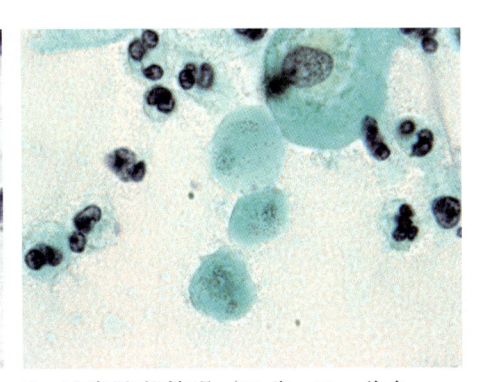

6 子宮腟部擦過（21歳, Pap染色, ×100）
次のうち, どれが最も考えられるか.
　①肝吸虫卵
　②トリコモナス
　③カンジダ
　④クラミジア

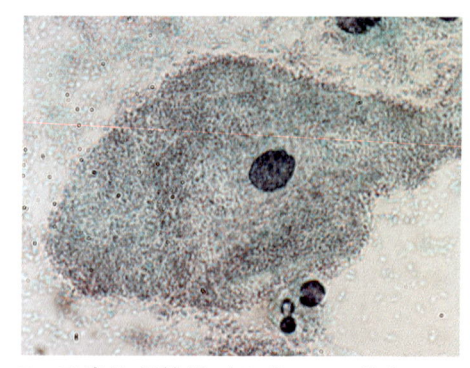

7 子宮腟部擦過（43歳，Pap染色，×100）

次のうち，どれが最も考えられるか．
①クルーセル
②トリコモナス
③アルタネリア
④ヘルペス

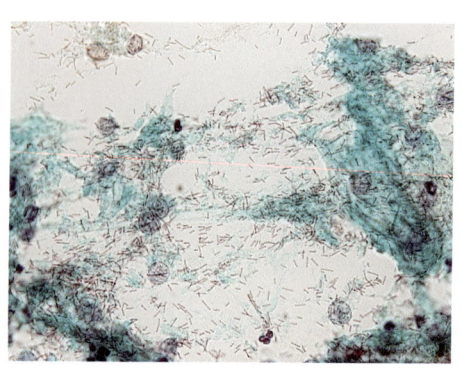

8 子宮腟部擦過（32歳，Pap染色，×40）

次のうち，どれが最も考えられるか．
①大腸菌
②デーデルライン桿菌
③ガルドネラ菌
④レプトトリックス

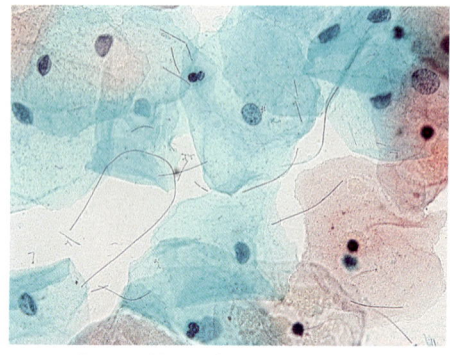

9 子宮腟部擦過（38歳，Pap染色，×40）

次のうち，どれが最も考えられるか．
①大腸菌
②デーデルライン桿菌
③ガルドネラ菌
④レプトトリックス

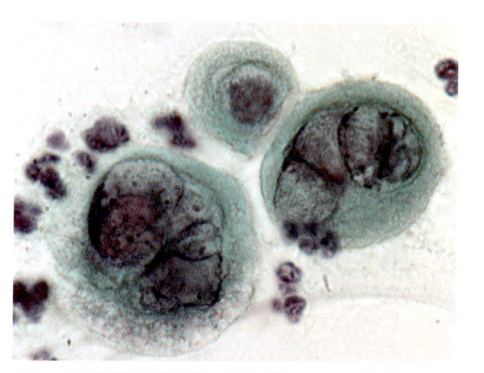

10 子宮腟部擦過（25歳，Pap染色，×100）

次のうち，どれが最も考えられるか．
①異形成
②シンシチウム型トロホブラスト
③ヘルペス感染細胞
④組織球

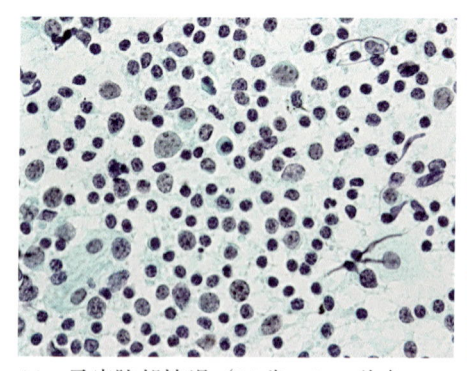

11 子宮腟部擦過（56歳，Pap染色，×40）

次のうち，どれが最も考えられるか．
①濾胞性頸管炎
②悪性リンパ腫
③白血病
④萎縮性腟炎

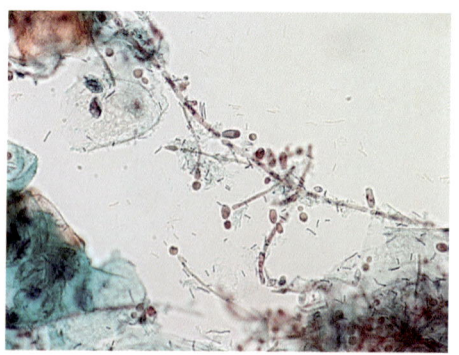

12 子宮腟部擦過（41歳，Pap染色，×40）

次のうち，どれが最も考えられるか．
①カンジダ
②アスペルギルス
③アルタネリア
④トリコモナス

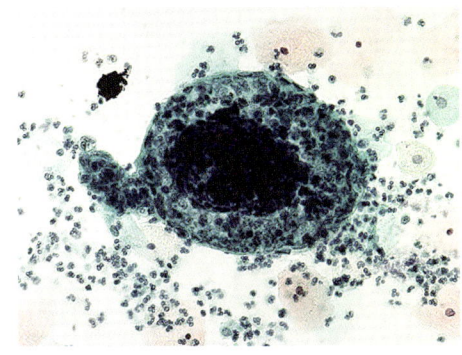

13 子宮腟部擦過（33歳，Pap染色，×20）

次のうち，どれが最も考えられるか．
① 腺癌
② クルーセル
③ 寄生虫卵
④ エクソダス

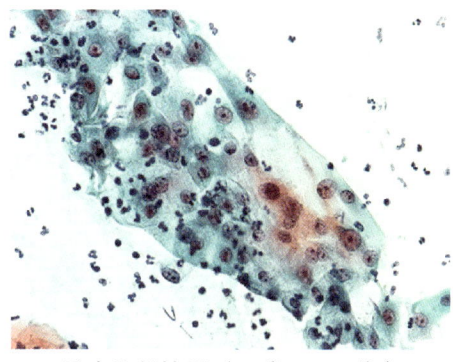

14 子宮腟部擦過（45歳，Pap染色，×20）

次のうち，どれが最も考えられるか．
① 化生細胞
② 修復細胞
③ 頸管円柱上皮細胞
④ 頸部腺癌

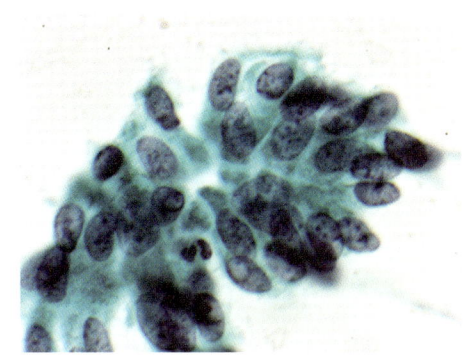

15 子宮腟部擦過（51歳，Pap染色，×40）

次のうち，どれが最も考えられるか．
① 扁平上皮癌
② 頸部腺癌
③ 頸管円柱上皮細胞
④ 修復細胞

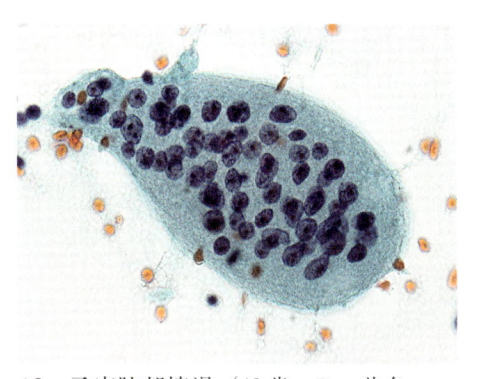

16 子宮腟部擦過（43歳，Pap染色，×40）

次のうち，どれが最も考えられるか．
① シンシチウム型トロホブラスト
② 頸部腺癌
③ 多核組織球
④ ヘルペス感染細胞

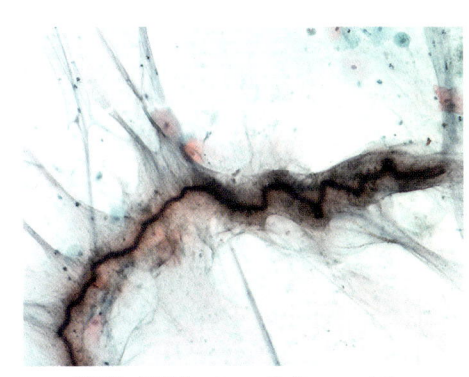

17 喀痰（男性，Pap染色，×40）

次のうち，どれが最も考えられるか．
① 糞線虫
② クルシュマンのらせん体
③ 食物残渣
④ シャルコ・ライデン結晶

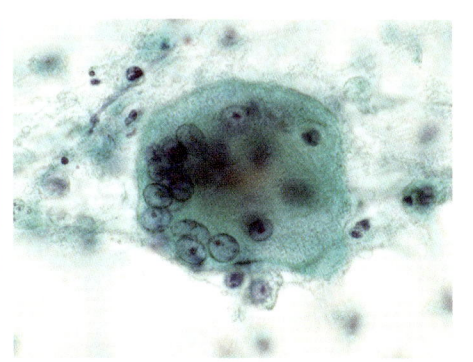

18 気管支擦過（男性，Pap染色，×40）

次のうち，どれが最も考えられるか．
① 塵埃細胞
② ヘルペス感染細胞
③ 腺癌
④ ラングハンス型巨細胞

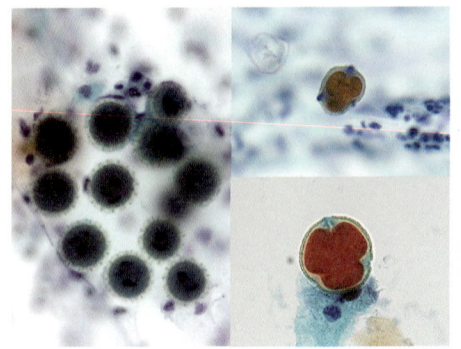

19 喀痰（女性，Pap 染色，×40）

次のうち，どれが最も考えられるか．
① アルタネリア
② 花粉
③ でんぷん
④ トリコモナス

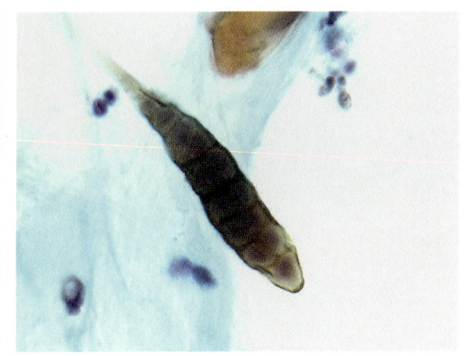

20 喀痰（男性，Pap 染色，×100）

次のうち，どれが最も考えられるか．
① アルタネリア
② 虫卵
③ ヘルペス感染細胞
④ トリコモナス

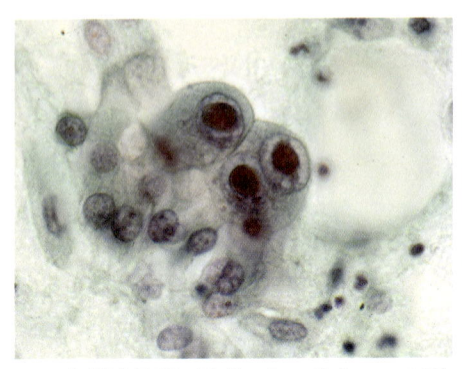

21 気管支擦過（女性，Pap 染色，×100）

次のうち，どれが最も考えられるか．
① 腺癌
② ヘルペス感染細胞
③ サイトメガロウイルス感染細胞
④ ホジキン細胞

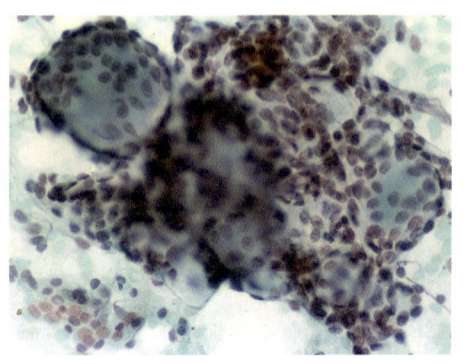

22 肺穿刺吸引（男性，Pap 染色，×40）

次のうち，どれが最も考えられるか．
① 杯細胞
② 腺様嚢胞癌
③ カルチノイド
④ 小細胞癌

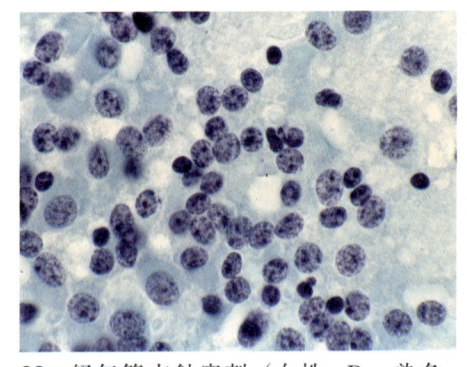

23 経気管支針穿刺（女性，Pap 染色，×40）

次のうち，どれが最も考えられるか．
① 小細胞癌
② 腺癌
③ カルチノイド
④ 扁平上皮癌

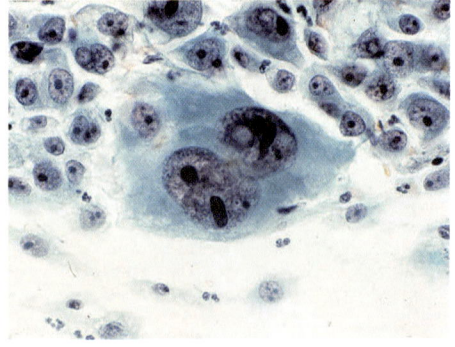

24 気管支擦過（男性，Pap 染色，×40）

次のうち，どれが最も考えられるか．
① 大細胞癌
② 腺癌
③ カルチノイド
④ 小細胞癌

＜解答・解説＞

1- ②コーンフレーク（corn flakes）
染色工程最後の封入時に標本が乾燥し，透徹不十分の結果として生じた人工産物（アーチファクト）で，核・細胞質の部分にみられる．黒褐色調を呈しコーンフレークのようにみられることから，この呼び名がある．低倍率で観察すると異形成細胞と類似するが，強拡大にするとコーンフレークと核がオーバーラップしていることがわかる．

2- ③舟状細胞（navicular cell）
プロゲステロン効果により，細胞質内に黄色調のグリコーゲンを豊富に蓄えた中層細胞で，細胞質辺縁は折れ曲がり，肥厚し，核が偏在し，ボート型の形状を示す．妊娠第12週〜分娩までこの像とほぼ同様のまま継続する．また，この細胞が多数出現することは，妊娠の継続が良好であることを意味する．

3- ④分娩後細胞（産後細胞）（postpartum cell）
細胞質内に黄色調のグリコーゲンを有する傍基底細胞で，細胞質辺縁の肥厚がみられる．分娩後以降10〜14日目ごろまでの間にみられる細胞像であることから，分娩後細胞と呼ばれる．それ以降は萎縮像として観察されるが，新たに生理が始まると通常の細胞像に戻る．

4- ③キャノンボール（canon ball）
好中球が表層細胞・中層細胞上に群がり塊状（ボール状）になった所見をいい，黒い大砲（canon）の弾のようにみえることから，こう呼ばれる．キャノンボールはトリコモナス腟炎等の急性炎症時にみられることが多いが，疾患特異性はない．

5- ④クラミジア・トラコマーティス（*Chlamydia trachomatis*）
細胞質内にヘマトキシリン好性の細顆粒状封入体（クラミジア基本小体・網様構造体）が充満した細胞である．封入体が星を散りばめたようにみえることから，星雲状封入体と呼ばれる．封入体は扁平上皮化生細胞や修復細胞でみられやすい．

6- ②トリコモナス（*Trichomonas vaginalis*）原虫
西洋梨状をした原虫であり，灰色〜淡緑色に淡染し，大きさは5〜20μmである．虫体内の端に不鮮明ながら小卵円形の核を認め，ときに赤色顆粒がみられることがある．萎縮像にみられる深層型扁平上皮細胞の変性像との鑑別が必要とされる．

7- ①クルーセル（clue cell）
多数の小短桿菌が表層細胞や中層細胞の表面をおおって灰色状にみえる細胞で，この所見が多数みられる場合はガードネレラ菌（Gardonerella vaginalis）などによる細菌性腟炎が疑われる．

8- ②デーデルライン桿菌（Döderlein bacilli）
成人女性の腟内に常在するグラム陽性乳酸桿菌である．デーデルライン桿菌とは発見者（Döderlein）にちなんで名づけられたもので，特定の菌種を指すのではなく，主としてLactobacillus（乳酸菌）から構成されるさまざまな菌の集団である．この細菌は扁平上皮に含まれるグリコーゲンを栄養源として生息し，乳酸を産生し，腟内のpHを酸性に保ち雑菌の繁殖を防ぐなど，腟の自浄作用に役立っている．特に分泌期後期や妊娠などで中層細胞の崩壊とともにみられやすい．

9- ④レプトトリックス（leptothrix）
グラム陰性の糸状細菌であり，子宮腟部標本上で毛髪状の細長い形状を示す．レプトトリックスは非病原性細菌で臨床的意義はないが，トリコモナス原虫と共存しやすいとされている．

10- ②ヘルペス感染（herpes virus infection）細胞
核内構造が無構造化（すりガラス状）し，核がおのおの押し合って（モールディング），多核を形成している．ヘルペス感染細胞としては，核内封入体がみられる場合もある．

11- ①濾胞性頸管炎（follicular cervicitis）
萎縮性腟炎の慢性化に起因することが多く，頸管円柱上皮にリンパ濾胞が形成される病変である．リンパ濾胞を構成する小型・中型・大型のリンパ球系細胞がみられるが，核形不整や核小体が目立つ細胞は少数であり，悪性リンパ腫とは区別される．

12- ①カンジダ（*Candida albicans*）
細長い菌糸（仮性菌糸）と分芽胞子状のカンジダを認める．菌糸間が透明で菌糸から出芽する胞子がみられることから，アスペルギルス，レプトトリックスとの鑑別が可能である．

13-④エクソダス（exodus）
月経により，子宮体部の細胞群が子宮腔・頸部スメアに観察される所見であり，月経開始から12日ごろまで認められる．写真の細胞はエクソダスで，典型的なドーナツ型の細胞集塊である．中心部の濃染する部分が子宮体部の間質細胞で，周囲を取り巻く明るい細胞は体部の内膜腺細胞である．

14-②修復細胞（repair cells）
広い胞体を有する細胞が一定方向の流れを示すシート状に出現する．核は肥大し，核小体が明瞭に認められる．

15-②頸部腺癌（adenocarcinoma of cervix）
高円柱状の細胞が軽度に重積し，腺腔形成がみられる．核は腫大し，クロマチンは細顆粒状で均一に分布し，核小体がみられる．

16-シンシチウム型トロホブラスト（合胞性栄養膜細胞）（syntiotrophoblast）
胎盤絨毛上皮の外層から剥離した多核巨細胞で，種々の大きさ・形を呈する．核は一般的に細胞の中央部に集まり，細胞質は厚く，辺縁には微絨毛が発達し，境界明瞭である．流産や人工妊娠中絶後の標本で観察される．

17-②クルシュマンのらせん体（Curschmann spiral）
粘液が小気管支に充満し濃縮したもので，中心部がヘマトキシリンに染まり，その周辺には透明な物質がみられる．らせん状にみられることが多く，粘液に混じって喀出される．喘息・気管支炎などにみられ，病変の特異性はないが閉塞性肺疾患に伴って出現することが多い．

18-④ラングハンス型巨細胞（Langhans giant cell）
結核結節での乾酪壊死巣の周囲に認める多核巨細胞であり，類上皮細胞が融合したものと考えられている．喀痰や直接採取法で類上皮細胞やリンパ球とともに認められるが，おのおのが同時にみられることは少ない．細胞質辺縁は不明瞭で単染色性を示し，長楕円形の核が細胞辺縁部に花冠状・馬蹄形状に並ぶことが多い．

19-②花粉（pollen）
空気中に浮遊している花粉が標本作製時（塗抹・染色・封入）に混入したものである．植物の種類により種々の形態を示すが，花粉周囲には透明膜があり，内部が無構造である点で鑑別可能である．

20-①アルタネリア（alternaria）
空気中に浮遊している黒カビの一種（Aureobasidium pullulasなど）であり，標本作製時（塗抹・染色・封入）に混入したものである．色調は黄褐色で，内部に複数個の胞子が縦に2列に並んでいる．婦人科・喀痰・尿標本など，いずれの標本でも出現する可能性がある．

21-③サイトメガロウイルス感染（cytomegalovirus infection）細胞
癌や免疫不全症候群などに合併してみられることが多い．明るい核内に大きな封入体を形成し，フクロウの目のような形態を示すのが特徴的である．

22-②腺様嚢胞癌（adenoid cystic carcinoma）
気管支腺由来の腫瘍である．腫瘍細胞の異型は乏しいが，粘液様物質を取り囲んだ球状集塊が出現することにより診断可能である．

23-カルチノイド腫瘍（carcinoid tumor）
呼吸上皮基底細胞に由来する神経内分泌細胞である．気管支内腔に向かってポリープ状に発育するのが特徴である．大きさや形がほぼ均一な細胞が孤立散在性，一部ロゼット様に出現している．細胞質はライト緑に淡染し，細胞辺縁が不明瞭，ごま塩を振りかけたようなクロマチンを呈している．小細胞癌との鑑別が必要である．

24-①大細胞癌（large cell carcinoma）
腫瘍細胞の結合性は乏しく，核・細胞質がともに大型で，複数の腫大化した核小体を認める．大細胞癌は扁平上皮癌や腺癌などの特徴的な所見がなく，異型が著しい細胞所見を呈する．

（大河戸光章）

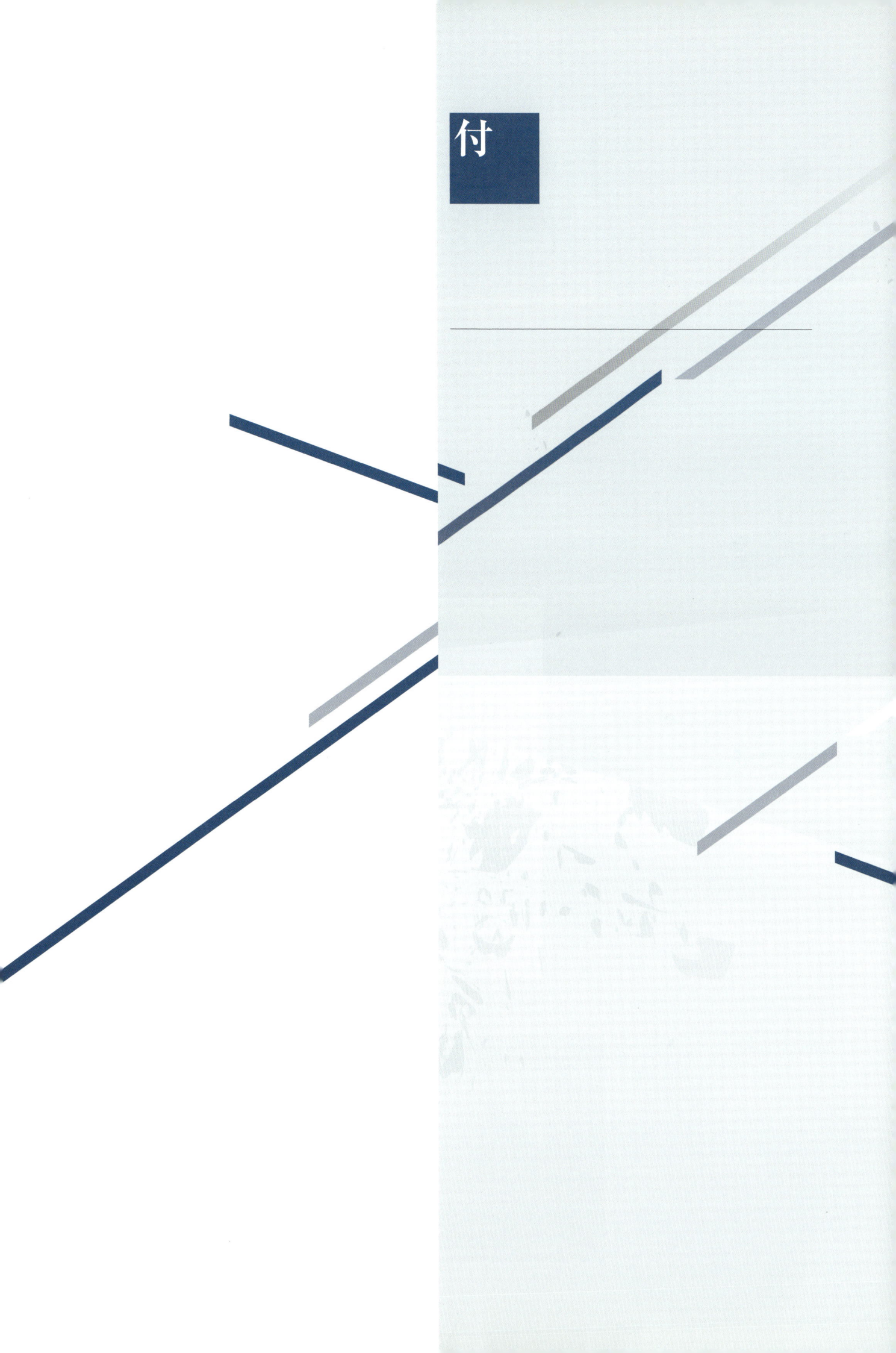

付

付 1 | 電子顕微鏡標本の作製法と評価

目的

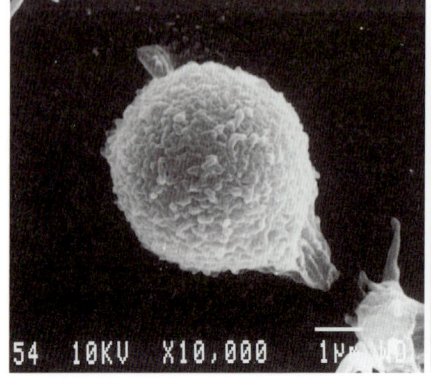

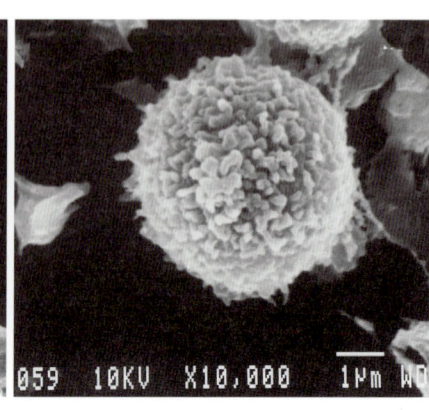

電子顕微鏡の観察には通常，**透過型電子顕微鏡**と**走査型電子顕微鏡**とがある．これらは試料を別々に分けて電子顕微鏡で観察する．すなわち透過型電子顕微鏡では，細胞質内小器官であるミトコンドリア，粗面小胞体，滑面小胞体，ゴルジ装置やグリコーゲン顆粒などを観察することが可能である．一方，走査型電子顕微鏡は，表面構造の観察に優れ，hairy cell leukemia などの観察に有用である．

このように電子顕微鏡による検索は，細胞質内小器官の観察および神経内分泌顆粒やウイルスの証明，さらには表面構造の観察に最適である．

標本作製・観察の手順

■ 走査型電子顕微鏡標本（図付-1）

① 提出された固形の試料（液状検体は遠心後，通常の方法で処理し，バッフィーコートを採取後，固定）は，ただちに 0℃の 2%パラホルムアルデヒドと 2%グルタルアルデヒド混合緩衝固定液中で，安全カミソリを用いて 1 mm^3 に細切する．
② 上記の固定液を用いて 0～4℃で 1～2 時間固定する．
③ 固定液を作製したのと同様の緩衝液で十分に洗浄後，液を交換し，20 分を 3 回繰り返す．
④ 洗浄が終了後，一晩，0～4℃で冷蔵保存する．
⑤ 翌朝，同一緩衝液に溶かした 2%オスミウム酸で 0～4℃で 1～2 時間固定する．
⑥ 50%・70%・80%・95%・100%・100%のエチルアルコールで各 10 分間，

図付-1 末梢血液中のリンパ球（走査型電子顕微鏡）

図付-2 悪性中皮腫の電顕像(透過型電子顕微鏡)

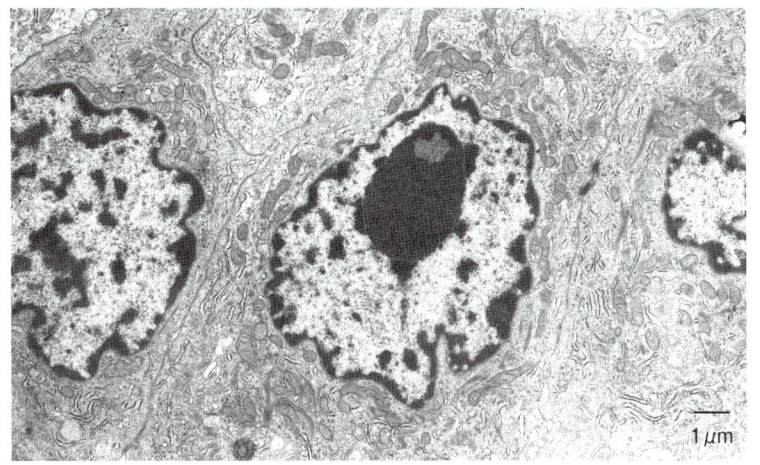

脱水する．
⑦酢酸イソアミルで20分間なじませる．
⑧臨界点乾燥装置で試料を乾燥させる．
⑨試料台に銀ペストで試料を接着させる．
⑩イオンスパッタリング装置内で金を蒸着後，走査型電子顕微鏡で観察する．

■ 透過型電子顕微鏡標本（図付-2）

①提出された固形の試料（液状検体は遠心後，通常の方法で処理し，バッフィーコートを採取後，固定）は，ただちに0℃の2%パラホルムアルデヒドと2%グルタルアルデヒド混合緩衝固定液中で，安全カミソリを用いて1mm³に細切する．
②上記の固定液を用いて0～4℃で1～2時間固定する．
③固定液を作製したのと同様の緩衝液で十分に洗浄後，液を交換し，20分を3回繰り返す．
④洗浄が終了後，一晩，0～4℃で冷蔵保存する．
⑤翌朝，同一緩衝液に溶かした2%オスミウム酸で0～4℃で1～2時間固定する．
⑥50%・70%・80%・95%・100%・100%のエチルアルコールで各10分間，脱水する．
⑦QY-1（プロピレンオキサイド）で15分間，2回交換し，置換する．
⑧エポキシ樹脂：QY-1 = 4：6，6：4の混合比率の溶液で各30分間，次にエポキシ樹脂で1時間十分に浸透後，エポキシ樹脂を満たしたカプセルで包埋し，45℃，60℃でそれぞれ一昼夜，重合させる．
⑨ガラスナイフやダイヤモンドナイフを用い，ウルトラミクロトームで超薄切切片を作製し，銅製のメッシュに超薄切切片をのせる．
⑩酢酸ウランとクエン酸鉛で各2～3分間，電子染色後，透過型電子顕微鏡で観察する．

〔金子千之〕

付2 免疫電子顕微鏡標本の作製法と評価

目的

生体内の組織や細胞に局在する抗原物質を超微形態学的レベルで正確に証明することを目的とする．具体的には，免疫グロブリン，糖蛋白，ホルモンなど生物活性を有する蛋白の局在を超微形態の像としてとらえる．

原理

電顕酵素抗体法の原理は，根本的に光学顕微鏡における酵素抗体法と同じであり，抗原抗体反応が基盤となっている．細胞や組織内の抗原物質に標識抗体を認識させ，酵素活性の局在を電子顕微鏡的に可視化し観察する方法である．大きく分けて **pre-embedding 法**，**post-embedding 法**，そして，組織を凍結後，直接超薄切片を作製し，抗原抗体反応を行う **凍結超薄切片法** の3種類がある．ここでは，比較的よく行われている pre-embedding 法について解説する．他の方法については専門書を参照されたい．

pre-embedding 法では，標識酵素として西洋わさびペルオキシターゼ（horseradish peroxidase；HRP）を用い，凍結切片や培養細胞を 3,3'-diaminobenzidine（DAB）反応後にその反応産物に osmification を施して電子密度の高い osmium black を形成させ，沈着物として観察する．主に直接法と間接法が用いられる．抗原の位置するところにもよるが，avidin biotin peroxidase complex（ABC）法，peroxidase-antiperoxidase（PAP）法，酵素標識ポリマー法および tyramide signal amplification（TSA）法は，反応産物が大きくなることにより組織内への浸透性が問題となることや，反応産物が拡散することにより細胞内局在性が悪くなるので一般的には用いられない．

試薬

0.01M phosphate buffered saline（PBS）：0.01M リン酸緩衝食塩水（pH7.2）

0.1M phosphate buffered（PB）：0.1M リン酸緩衝液（pH7.2）

25% glutaralaldehyde（GA）：使用時に PB で 2.5% に希釈する．

4% paraformaldehyde（PFA）

OCT-compound

10mM クエン酸緩衝液（pH6.0）

ブロックエース粉末：雪印メグミルク（株）

0.3％過酸化水素水・メタノール

0.05M Tris-HCl緩衝液（pH7.6）

3,3'-diaminobenzidine（DAB）・四塩酸塩溶液

2％四酸化オスミウム

エポキシ樹脂

クエン酸鉛

染色工程——pre-embedding法（間接法）

①組織を3mm程度に薄く切り出し，固定液で，4℃，5～6時間固定する（固定液：4％ PFA，0.01％ GA，8％ sucrose）．

② 10％，20％，30％ sucrose・PBSで各12時間程度洗浄する．

③ OCT-compoundを用い，アルミフォイルで2cmほどのカップをつくり，組織を包埋する．（ジャーの中にドライアイス・アセトンを入れ，組織片を急激に凍結させる．）

④クリオスタットを用い，5～6μmの厚さに凍結切片を作製する．

⑤ silane処理ガラスに貼り付け，室温で5分間乾燥させる．

⑥ 10％ sucrose・PBSで4℃，10分間3回，洗浄する．

⑦ 10mMクエン酸緩衝液（pH6.0）で3分間，5回マイクロウエーブをかけ，抗原の賦活化を行う．

⑧室温に20分間放置する．

⑨ 10％ sucrose・PBSで4℃，10分間3回，洗浄する．

⑩ 4％ブロックエースで4℃，5分間，ブロッキングする．

⑪一次抗体を切片に載せ，4℃，16時間，反応させる．

⑫ 10％ sucrose・PBSで4℃，10分間3回，洗浄する．

⑬ 0.3％過酸化水素水・メタノールで室温，20分間，内因性peroxidaseの阻止を行う．

⑭ 10％ sucrose・PBSで4℃，10分間3回，洗浄する．

⑮ 4％ブロックエースで4℃，5分間，ブロッキングする．

⑯二次抗体を切片に載せる．室温で3時間もしくは4℃で一晩反応させる．

⑰ 10％ sucrose・PBSで4℃，10分間3回，洗浄する．

⑱ 4％ PFAまたは2.5％ GAで，4℃，10分間，再固定する．

⑲ 10％ sucrose・PBSで4℃，10分間3回，洗浄する．

⑳過酸化水素水を添加していないDAB溶液で，室温，20分間，反応させる．

㉑ DAB溶液（過酸化水素水を加えたもの）で，室温，4分間，反応させる．

　　　⇒　一部，光学観察用としてDAB溶液に5分間反応させて，流水後，核染色を行い，常法に従い封入する．

㉒ 10％ sucrose・PBSで4℃，10分間3回，洗浄する．

㉓ 2％四酸化オスミウムを標本上に載せ，室温，2時間後，固定する．

㉔ PBSを用い，室温，10分間3回，洗浄する．

㉕ 60・70・80・90・95％エタノールの順で，5分間，各3回ずつ交換する．

㉖ 99.5％・100％エタノールは各15分間，9回交換する．

㉗標本の表面が乾く直前にエポキシ樹脂で包埋する．

図付-3 Tリンパ腫由来株化細胞表面のCD3抗原の局在

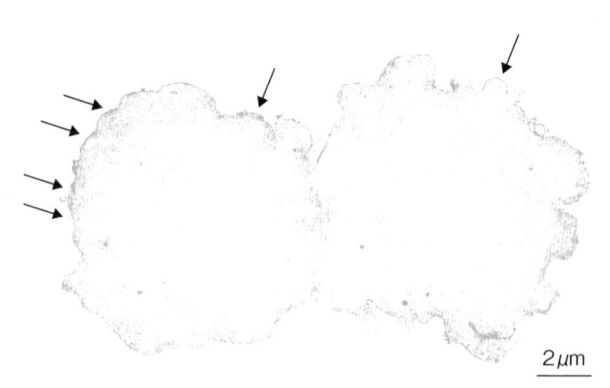

㉘ 45℃,次いで60℃とそれぞれ1日間,熱重合させる.
㉙ スライドガラスの裏側をガスバーナーで軽くあぶり,カプセルをスライドガラスから剥離する.
㉚ 光学顕微鏡で観察し,目的とする場所を中心にトリミングする.
㉛ 90 nm で超薄切片を作製し,Cu 製のメッシュに載せる.
㉜ クエン酸鉛で1分間染色し,D.W.で洗浄する.
㉝ 透過型電子顕微鏡で観察する.

結果

図付-3に示すとおり,Tリンパ腫由来株化細胞表面にCD3抗原の局在が認められる.

診断的有用性および疾患との関連

ホルモン産生性の組織および腫瘍においては,電子顕微鏡下でホルモンの細胞内の局在が証明される.免疫グロブリンや膜抗原,腫瘍抗原については,その局在が光学顕微鏡に比べてより明白となる.

(荻原喜久美)

付3 病理解剖の実際とバイオハザード

病理解剖と系統解剖・司法解剖・行政解剖

解剖には，①疾病の原因や病態，診断や治療効果を明らかにするために，病院の病理解剖室などで病理医・臨床検査技師が行う**病理解剖**があるが，それ以外に，②医学・歯学教育で人体の正常な構造を明らかにするため解剖学の一環として行われる**系統解剖**，③犯罪との関係が疑われる場合に法医学的に行われる**司法解剖**，④伝染病・中毒・災害・水死・自殺などや死因不明の場合に監察医が行う**行政解剖**がある．

病理解剖の手続き

死体の解剖は「死体解剖保存法」（昭和24年法律第204号）により定められている．死体（妊娠4カ月以上の死胎を含む）を解剖する場合は，その地の保健所長の許可を受けなければならないが，次の場合には保健所長の許可を受けなくても死体解剖を行うことができる．

(1) 医師，歯科医師，その他の者で厚生労働大臣が認定した死体解剖資格をもつ者が解剖する場合
(2) 医科大学（学部を含む）の解剖学・病理学・法医学の教授または准教授が解剖する場合
(3) 監察医制度や「刑事訴訟法」，「食品衛生法」，「検疫法」により検証や死因究明のために行う場合

死体の解剖を行うには遺族の承諾が必要である．しかし，死亡後30日を経過しても死体の引取者がいない場合，あるいは2人以上の医師が診療中であった患者が死亡し主治医を含む2人以上の医師が病理解剖の必要性を認めたが，遺族の所在が不明か遠隔のため遺族の承諾を待っては解剖できないような場合，および上記(3)の場合には，遺族の承諾書なしに解剖できる．ただし，トラブルを避けるために，できるだけ承諾を受けてから解剖したほうがよい．

病理解剖の実際

■ 病理解剖の場所と準備

遺族の承諾書と病理解剖を始めるための諸手続きが終われば，死後変化を少なくするために，解剖はできるだけすみやかに行う．しかし準備が整わないときは，霊安室の死体用冷蔵庫に保存する．解剖を行う場所は設備の整った解剖室

で行うが，保健所長の許可を受ければ他の場所でも解剖を行うことができる．
解剖においては，死体に対し畏敬と尊厳の念をもち，厳かに行うように努める．
雑談や喫煙を慎み，礼節を保つ．

■ 病理解剖の手順と介助

病理解剖は通常，病理医が執刀するが，検査技師は執刀者に協力して介助を行い，解剖室の管理，解剖用具の準備，固定液の準備，解剖用着衣の準備，保存用臓器の管理，標本作製などを行う．

解剖は，まず主治医から臨床経過や検査結果，臨床上の疑問点などが説明され，それから開始されるが，一般的な手順は次のようになる．

全身の外表の観察→胸腹部正中切開→胸部臓器の取り出し→頸部臓器の取り出し→腹部臓器の取り出し→骨盤臓器の取り出し→脊椎骨の取り出し→頭蓋切開→脳の取り出し→脊髄の取り出し

解剖中は執刀者が臓器の観察と所見の口述を行い，一般的には主治医がその所見を記録する．検査技師は臓器の計測と写真撮影，血液採取などを行う．臓器の取り出しと観察が終わったあと，検査技師は執刀者とともに腹腔内・胸腔内・頭蓋内などを再確認し，所見の取り忘れや器具の置き忘れがないかチェックする．腔内に残った液体を完全に吸い取り充塡物を詰め，胸骨・肋骨・頭蓋骨を元に戻し，切開した皮膚を縫合する．死体は清拭，着衣のうえ霊安室に移され，遺族に引き渡される．

解剖終了後は，消毒液を用いて，長靴や解剖用具，解剖室の洗浄を行う．使い捨ての着衣などは感染防止のため高圧滅菌や焼却処分とする．

病理解剖におけるバイオハザード

病理解剖を行う場合，事前に感染症の診断がついている場合もあれば診断がついていない場合もある．したがって病理解剖においては，あらゆる感染症に接する可能性があると考え，見学者を含め解剖に携わる者が感染しないようにすること，また解剖室から他に感染を広めないように感染防止に細心の注意を払う必要がある．

一般的な感染防止対策では，解剖準備室と解剖室を区画し，解剖中に触れたものや使用したものは解剖準備室に持ち込まない工夫が必要である．更衣は解剖準備室で行うが，ゴム長靴は解剖室で履き替える．ゴム長靴以外の着衣はすべてディスポーザブル製品を使うことを原則とする．ディスポーザブルの解剖衣，肘当て，帽子，ゴーグル，フェイスシールド，マスク，ビニール製の薄いエプロン，手術用ゴム手袋と綿手袋，ゴム長靴を着用する．また，長靴の上には，必要に応じてディスポーザブルのビニール・オーバーシューズを装着してもよい．

解剖中は，解剖従事者が触れることができるものとできないものとを明確に区別し，解剖従事者が触れたものは，解剖終了後，殺菌消毒するようにしておく必要がある．解剖記録紙が血液などで汚染された場合は記録紙を廃棄し，新たな記録紙を使用する．血液や体腔液を吸引する場合は消毒薬を入れた吸引装置を用い，飛散しないように注意する．

解剖終了後は，解剖台や切り出し台，テーブル，使用した器具，床，長靴などを水洗し，それらを細菌・真菌・ウイルス・結核菌などに有効な殺菌消毒剤で洗浄を行う．解剖器具類の消毒は次亜塩素酸ナトリウムでよいが，グルタルアルデヒド溶液への浸漬や高圧滅菌がより望ましい．解剖衣など着用したものは解剖室内で脱衣し，身につけたディスポーザブル製品は解剖室内で廃棄し，感染性廃棄物として処理する．解剖室から解剖準備室に入る前には殺菌消毒用石鹸で手洗いを行い，必要に応じ解剖後にシャワーや入浴により身体を洗浄する．解剖室は，使用しない場合は紫外線ランプによる殺菌灯を点けておく．

一般的な感染症に対する防止策は以上のような方法で行うが，結核や肝炎ウイルス，梅毒，HIV，プリオン病（クロイツフェルト・ヤコブ病）などを有する場合の解剖ではバイオハザードに対して特別な注意が必要である．

結核菌を有する場合の解剖では，解剖室の空調が結核菌による空気感染を防ぐための工夫がなされていることが望ましく，マスクはディスポーザブルのN95微粒子用マスク，あるいはハイラック350マスクを用いる．結核感染対策としては，入室者にはクオンティフェロンテスト（QFT）の基礎値測定が推奨される．臓器の写真撮影はホルマリン固定後とし，生の材料からの凍結切片作製は禁止する．また，空気感染や粘膜への飛沫感染に注意しなければならない結核，HIV，プリオン病などの場合，骨切り用のストライカーは，骨片などが飛散しないようにビニール袋などをかぶせて用いる．結核の場合，消毒剤は次亜塩素酸や塩酸アルキルジアミノエチルグリシンを用いることができるが，器具の浸漬はグルタルアルデヒドが有効である．

肝炎ウイルスやHIV，その他の病原体の場合，感染や針刺し切創などが起きぬように十分に注意しなければならないが，もし事故が起きた場合を想定して，検査法やワクチン接種，治療薬の投与などの感染防止のマニュアルを事前に検討しておく．また，事前に麻疹，風疹，流行性耳下腺炎，水痘，およびB型肝炎に対する抗体検査を行い，必要に応じ，季節性インフルエンザを含めたワクチン接種を勧告する．肝炎ウイルスやHIVの場合，消毒剤は次亜塩素酸やグルタルアルデヒドが有効である．

プリオン病は致死性神経疾患であり，プリオンは熱や消毒剤，ホルマリンにも耐性があり，通常の消毒法では失活しない．そのため，解剖室内の床と解剖台には，使い捨て防水シートを敷くことや，解剖を乾式で行うこと，手袋を二重に装着し，感染防止用ゴーグルやフェイスシールドを使用すること，長靴にビニール・オーバーシューズを装着することなどの厳密な注意が必要である．解剖終了後は，焼却可能なものはすべて焼却するが，メス等の器具は使い捨てのものを使用し，ストライカーはプリオン病専用とするなど，器具や解剖室の消毒法，臓器，病理標本作製についても事前に専用のマニュアルを作成しておく必要がある．

（平川栄一郎）

付 **4 諸臓器（和名と英名）の大きさと重量**

和名	英名	大きさ（cm）	重量（g）
心臓	heart	長さ：12～15 幅：9～11 厚さ：15～18	230～270
脾臓	spleen	長さ：10 幅：7 厚さ：3	100～200
胸腺	thymus		新生児：15～20 10歳児：36 成人：30 60歳：10
気管	trachea	長さ：10～12 幅：2～2.5	
肺臓	lung		男子：1,060 （右570，左490） 女子：930 （右500，左430）
舌	tongue	長さ：7～8 幅：6	男子：74 女子：68
食道	esophagus	25～30	
胃	stomach	＜拡張時＞ 長さ：25～28 直径：10	
肝臓	liver	長さ：24～35 幅：12～20 厚さ：6～12	1,000～1,300
膵臓	pancreas	長さ：14～16 幅：3～5 厚さ：2～3	60～100

和名	英名	大きさ（cm）	重量（g）
胆嚢	gall bladder	長さ：6〜8 幅：2〜3	
十二指腸	duodenum	長さ：25〜30 直径：4〜6	
小腸	small intestine	長さ：6.5〜7.5 m 太さ：3〜4	
大腸	large intestine	長さ：150〜200 　上行結腸 20 　横行結腸 50 　下行結腸 25 　S状結腸 45 太さ：6〜9	
直腸	rectum	長さ：15〜20	
顎下腺	submandibular gland	長さ：2.5〜3.5	10〜15
舌下腺	sublingunal gland	長さ：4〜5 幅：1 厚さ：1 cm	5
耳下腺	parotid gland	長さ：4〜5 幅：3〜3.5 厚さ：2〜3	20
甲状腺	thyroid gland	長さ：4 幅：2 厚さ：2	15〜20
副甲状腺 （上皮小体）	parathyroid gland	米粒大	0.05〜0.3
腎臓	kidney	長さ：12 幅：5 厚さ：3.5	120〜160
副腎	adrenal gland suprarenal gland	長さ：5 幅：3 厚さ：0.5	4〜5
下垂体	pituitary gland	小指頭大	0.5〜0.7
松果体	pineal body	長さ：0.6〜0.8	0.2〜0.3
膀胱	urinary bladder	7.5×5.0 容量：250〜600 ml	30〜40
前立腺	prostate gland	クルミ大	11〜18

和名	英名	大きさ（cm）	重量（g）
精巣	testis	梅の実大 長さ：4～5	10～15
精嚢	seminal vesicle	3～5	
陰茎	penis	長さ：2.4～5.5	
卵巣	ovary	拇指頭大（2～3）	5～15
子宮	uterus	長さ：7 幅：4.5 厚さ：3	60～70
腟	vagina	長さ：8～10 幅：2～3	
大脳	telencephalon	12～14 × 16～18	1,350～1,400
小脳	cerebellum		120～140
橋	pons	長さ：2.5 幅：1.0～1.8	
延髄	medulla oblongata	長さ：2.5	
脊髄	spinal cord	長さ：40～45 太さ：1.0	
乳腺	mammary gland		150～200 授乳期：400～500

（佐藤健次）

【編者略歴】

吾妻美子（あがつまよしこ）
(元)高知学園短期大学教授(医療衛生学科医療検査専攻)

佐藤健次（さとうけんじ）
東京医科歯科大学名誉教授

【著者所属】

吾妻美子（あがつまよしこ）
上記

大﨑博之（おおさきひろゆき）
神戸大学大学院准教授(保健学研究科病態解析学領域)

平川栄一郎（ひらかわえいいちろう）
香川県立保健医療大学教授（保健医療学部臨床検査学科）

山本康子（やまもとやすこ）
藤田医科大学准教授（医療科学部臨床検査学科）

羽山正義（はやままさよし）
丸子中央病院臨床検査科・技術顧問
(元)信州大学准教授(医学部保健学科病因病態検査学)

亀子文子（かめこふみこ）
純真学園大学保健医療学部准教授（検査科学科）

淺井晶子（あさいあきこ）
昭和医療技術専門学校専任教員（臨床検査技師科）

熊谷佑子（くまがいゆうこ）
(元)新渡戸文化短期大学専任講師（臨床検査学科）

横尾智子（よこおともこ）
新渡戸文化短期大学准教授（臨床検査学科）

北野正文（きたのまさふみ）
熊本保健科学大学非常勤講師（保健科学部医学検査学科）

金子千之（かねこちゆき）
藤田医科大学講師（医療科学部臨床検査学科）

菊池譲治（きくちじょうじ）
北九州細胞検査協会センター長

近末久美子（ちかすえくみこ）
川崎医療福祉大学教授（医療技術学部臨床検査学科）

鐡原拓雄（かなはらたくお）
川崎医療福祉大学特任准教授（医療技術学部臨床検査学科）

佐藤妃映（さとうひあき）
北陸大学准教授（医療保健学部医療技術学科）

三宅康之（みやけやすゆき）
倉敷芸術科学大学教授（生命科学部生命医科学科）

尾野緑（おのみどり）
アイ・ラボ CytoSTD 研究所

蒲貞行（かばさだゆき）
群馬パース大学客員教授（保健科学検査技術学科）

福留伸幸（ふくどめのぶゆき）
千葉科学大学教授（危機管理学部保健医療学科）

服部学（はっとりまなぶ）
京都橘大学教授（健康科学部臨床検査学科）

西村由香里（にしむらゆかり）
北里大学助教（医療衛生学部医療検査学科）

大部誠（おおぶまこと）
北里大学北里研究所病院病理診断科

大河戸光章（おおこうどみつあき）
杏林大学准教授（保健学部検査技術科学科）

荻原喜久美（おぎはらきくみ）
麻布大学准教授（生命・環境科学部臨床検査技術学科）

佐藤健次（さとうけんじ）
上記

臨床検査学実習書シリーズ
病理検査学　実習書　　ISBN978-4-263-22327-7

2011年6月20日　第1版第1刷発行
2019年1月10日　第1版第7刷発行

監　修　一般社団法人
　　　　日本臨床検査学教育協議会
編　者　吾　妻　美　子
　　　　佐　藤　健　次
発行者　白　石　泰　夫

発行所　医歯薬出版株式会社

〒113-8612　東京都文京区本駒込1-7-10
TEL　(03)5395-7620(編集)・7616(販売)
FAX　(03)5395-7603(編集)・8563(販売)
https://www.ishiyaku.co.jp/
郵便振替番号 00190-5-13816

乱丁，落丁の際はお取り替えいたします　印刷・あづま堂印刷／製本・明光社
© Ishiyaku Publishers, Inc., 2011. Printed in Japan

本書の複製権・翻訳権・翻案権・上映権・譲渡権・貸与権・公衆送信権（送信可能化権を含む）・口述権は，医歯薬出版(株)が保有します．

本書を無断で複製する行為（コピー，スキャン，デジタルデータ化など）は，「私的使用のための複製」などの著作権法上の限られた例外を除き禁じられています．また私的使用に該当する場合であっても，請負業者等の第三者に依頼し上記の行為を行うことは違法となります．

JCOPY ＜出版者著作権管理機構　委託出版物＞
本書をコピーやスキャン等により複製される場合は，そのつど事前に出版者著作権管理機構（電話 03-3513-6969，FAX 03-3513-6979，e-mail : info@jcopy.or.jp）の許諾を得てください．